全民健康科普丛书

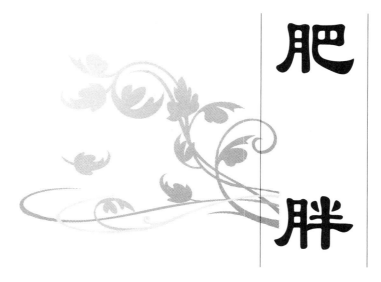

肥胖

209问

全民健康科普丛书编写组　编著

U0219016

中国协和医科大学出版社

北　京

图书在版编目（CIP）数据

肥胖209问／全民健康科普丛书编写组编著. —北京：中国协和医科大学出版社，2023.12（2025.1重印）.

（全民健康科普丛书）

ISBN 978-7-5679-2301-0-01

I. ①肥… II. ①全… III. ①肥胖病-防治-问题解答 IV. ①R589.2-44

中国国家版本馆 CIP 数据核字（2023）第 201607 号

编　　著	全民健康科普丛书编写组	
策划编辑	栾　韬	
责任编辑	陈　佩　郑成巍	
封面设计	邱晓俐	
责任校对	张　麓	
责任印制	黄艳霞	
出版发行	**中国协和医科大学出版社**	

（北京市东城区东单三条9号　邮编100730　电话010-65260431）

网　　址	www. pumcp. com	
印　　刷	三河市龙大印装有限公司	
开　　本	710mm×1000mm　　1/16	
印　　张	13.25	
字　　数	170 千字	
版　　次	2023 年 12 月第 1 版	
印　　次	2025 年 1 月第 2 次印刷	
定　　价	55.00 元	

序

"全民健康科普丛书"的出版，可喜可贺！

有两点值得称道：

其一，党和国家重视科学普及，把科学普及与科技创新同等对待。特别是医学科普，更是关系到"健康中国""人人健康"的大事。一定要把防病知识推广到群众中去，特别是农村中去。

我们常常说，让群众掌握科学，让群众掌握生命健康的主动权，必然在于此。医学科普重点是在于防病知识的普及，我们所谓"保健靠自己，看病找大夫"。把"以后找我看病"，变成"找我医生看病"。这是一个至重的观念转化问题，也是医学普及的焦点和制高点。

其二，本书的出版，又再一次强调，一个医生除了临床诊治和研究以外，要重视科普工作，把它作为医生职责的组成部分。这是从我们这一辈医学家的就开始倡导、身体力行的。林巧稚大夫住常教导我们："等病人出现了问题有找大夫，医生的职责已经迟了一大步！"这一至理名言说明现现预防为主，又突出科普的重要和必要。

我们向林巧稚大夫等学习，除了对知识和技术的渴望，对真理的追求和理智，对人的善良、同情和关爱以外，还有改善人与社会健康的智慧。人与社会的健康是需要科学普及来完成的。

一句不好手言有，但是很深刻以语，
就是："如果你仅仅是个好医生，就还
不是一个好医生。"医生与病人结合起
来，科学与普及结合起来。这就是
我们的方向，这就是发育大庆、发展
医学的方向。

是为序。

郎景和

二〇二三年十二月

序

"全民健康科普丛书"的出版，可喜可贺！

有两点值得称道：

其一，党和国家重视科学普及，把科学普及与科技创新同等对待。特别是医学科普，更是关系到"健康中国""人人健康"的大事。一定要把防病知识推广到群众中去，特别是农村中去。

我们通常说，让群众掌握科学，让群众掌握生命健康的主动权，也就在于此。医学科普重点在于防病知识的普及，我们强调"保健靠自己，看病找大夫"。把"医生找我看病，变成我找医生查体"。这是一个重要的观念转化问题，也是医学普及的焦点和制高点。

其二，本书的出版，又再一次强调，一个医生除了临床诊治和研究以外，要重视科普工作，把它作为医生职责的组成部分。这是从我们老一辈的医学家们就开始倡导，并身体力行的。林巧稚大夫经常教导我们："等病人出现了问题，再找大夫，医生的职责已经丢掉了一大半！"这一至理名言既体现了预防为主，又突出了科普的重要和必要。

我们向林巧稚大夫等前辈学习，除了对知识和技术的渴望，对真理的追求和理解，对人的善良、同情和关爱以外，还有改善人与社会健康的智慧。人与社会的健康是要靠科学普及来完成的。

一句似乎矛盾，但是很深刻的话，就是："如果你仅仅是个好医生，就还不是一个好医生。"医生与病人结合起来，科学与普及结合起来。这就是我们的方向，这就是关爱大众、发展医学的方向。

是为序。

郎景和

二〇二三年十二月

前　　言

　　2016 年 10 月，中共中央、国务院印发《"健康中国 2030"规划纲要》，提出"普及健康生活、优化健康服务、完善健康保障、建设健康环境、发展健康产业"五个方面的战略任务。党的十九大报告也进一步将"实施健康中国战略"纳入国家发展的基本方略，把人民健康提升到"民族昌盛和国家富强的重要标志"地位。这一系列决策，标志着健康中国建设进入了全面实施阶段。而医学科普，则是强化国民健康理念、提高全民健康素养、实现"健康中国"这一伟大战略目标的关键途径之一。

　　在当前信息时代背景下，公众获取信息的途径多样，且各类平台的"健康科普"信息良莠不齐，其专业性和科学性往往不能得到保障。因此，权威的医学科普不能缺位，对于大众健康知识的传播、健康素养的提升刻不容缓。在这样的大背景下，我们组织各临床专业的专家编写了这套"全民健康科普丛书"，旨在提供给大众专业、权威的科普知识，让大众可以放心地去读、安心地去学。

　　本套书紧密围绕人们日常生活最常见的一些疾病，由相关科室的医生精选了临床上病人常会问到的问题，涉及生理基础、发病原因、临床症状、检查手段、治疗方法、用药禁忌、日常注意事项等方方面面，作者用通俗易懂的语言，由浅入深地回答病人的疑问。通过阅读本系列丛书，可使大众对相关疾病有一个科学的、整体的认知，使未患病者能够防患于未然，引导已患病者能够科学治疗、早日康复。

病人疑问的搜集和整理不是一日之功、一人之劳，需要集思广益，感谢所有编者以及相关科室同仁对本套书编撰的大力支持。本书难免有疏漏之处，诚恳希望读者批评、指正。

全民健康科普丛书编写组

2023 年 9 月

目　录

三　肥胖的诊断

四　肥胖对健康的危害

五　肥胖的治疗——营养疗法

六　肥胖的治疗——运动疗法

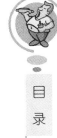

目
录

一

肥胖的基础知识

 1. 人体是由哪些成分组成的？

从微观角度看，人体是由各种元素组成的，包括氧、氢、碳、氮、硫、磷、钙等元素。分析这些元素的组成情况，可在一定程度上评估其总体的状况，例如，我们可通过测定身体中钙元素的水平来评价全身骨质的状况等。当然，这些元素并不是独立存在的，而是组成不同的分子，组成人体的主要分子有水、蛋白质、糖类、脂肪和矿物质等。一个体重为 70 千克的健康男性，其体内的蛋白质、脂肪、糖类的含量大约分别为 12.8 千克、10.5 千克和 0.6 千克，其余部分为水和矿物质等，其中水占人体体重的绝大部分。从宏观角度来看，人体是由骨骼肌、脂肪组织、骨骼、皮肤、内脏等组织和器官构成，人的体重就是以上各部分的重量之和。表 1-1 显示了一个体重为 70 千克的成年男性和一个体重为 3.4 千克的新生儿组织和器官的组成情况。在人的组织和器官中，与肥胖关系最密切的就是脂肪组织。脂肪组织中含 80% 的脂肪、18% 的水和 2% 的蛋白质。

表 1-1　人的组织和器官组成情况　　　　　　　　　　单位：克

种类	成年男性	新生儿
体重	70 000	3400
骨骼肌	28 000	850
脂肪组织	15 000	500

续 表

种类	成年男性	新生儿
骨骼	10 000	440
皮肤	4900	510
肝脏	1800	170
脑组织	1400	440
心脏	330	17
肾脏	310	34
其他	8260	439

 2. 人体内脂肪的功能是什么?

脂肪在人体内起着极其重要的作用,可以说,没有脂肪,就没有人的生命。人体内的脂肪主要有三种:甘油三酯(又称中性脂肪)、胆固醇和磷脂,它们都有着重要的功能。第一,脂肪是人体重要的组成部分。大家都知道,人体是由数不清的细胞组成的,每个细胞内外都有生物膜。可千万别小看这生物膜,它维系着细胞的形态,也维持着细胞的各种功能,没有生物膜,细胞就无法存在,而生物膜的主要成分就是一种磷脂。第二,脂肪组织是人体主要储存和供应能量的场所。1克甘油三酯能提供热能 9 千卡 [热量的传统单位为千卡(kcal),法定计量单位为千焦(kJ)。两者换算关系:1kcal = 4.1840kJ],比 1 克碳水化合物加上 1 克蛋白质提供热能的总和还要多。可以说,脂肪就是人体的能源仓库。第三,脂肪中的胆固醇还是人体内多种激素和维生素的原料,如皮质醇、维生素 D,没有这些激素和维生素,人一天都生存不下去。第四,脂肪组织还是一个可以分泌多种激素和细胞因子的内分泌器官,在糖脂代谢的调节方面,甚至在与中枢系统的联络方面,起着重要作用。第五,人体皮下脂肪和各个脏器周围的脂肪还能防震、保温，有效地保护骨骼、肌肉和内脏不受外界的机械损伤，并在维持正常体温中发挥着重要作用。所以说，大家不要害怕脂肪，脂肪不是仅仅与肥胖相关，它在人体中有很重要的功能，对人体来说是有功之臣，是必不可少的。过高的血脂和过多的体脂才可能危害人体。

3. 人体脂肪的分布是怎样的？

人体内的脂肪主要包括体脂和血脂，体脂与血脂对人来说意义重大，但过多的体脂和过高的血脂对人体有害。血脂是指存在于血液之中的脂肪，血脂过高可造成动脉硬化，进而导致高血压、冠心病和脑卒中，严重危害身体健康。

体脂主要分布于皮下和内脏周围，特别是腹腔内的大网膜、肾脏周围等处。新生儿及幼儿脂肪组织均匀分布于皮肤下层。随着年龄增长，脂肪在体内的分布也会变化。儿童进入青春期后，在激素的作用下，某些区域脂肪会增厚，反映出男女体形的区别。女性皮下脂肪较多，主要分布于臀部、大腿以及乳房等部位，所以女性的体态比较圆润。相对于女性、年轻人和消瘦病人而言，男性、老年人和肥胖病人的脂肪主要分布在内脏。

正常人体脂的含量因年龄和性别的不同而不同。新生儿的体脂约占体重的10%；青少年男性的体脂也约为体重的10%，而青少年女性的体脂则占体重的15%左右；成年男性的体脂总量约为体重的15%，而女性则为体重的22%左右。由此可见，随着年龄的增长，体脂含量逐渐增加，而在各个年龄组，女性的体脂含量均高于男性。体脂过多会造成肥胖，肥胖可给人体带来很多危害。

4. 什么是肥胖？

肥胖是人体内的脂肪，尤其是甘油三酯积聚过多而导致的一种状态，可引起人体病理及生理的改变，通常由食物摄入过多或机体代谢的改变导致。有人把肥胖和体重大画等号，实际上这两个名词还有意义上的区别，一般而言，肥胖者体重一定较重，但体重较重者却不一定都是肥胖。有的时候体重大是骨头粗、肌肉发达或水肿造成的，这种体重大就不是肥胖。由表1-1可见，肌肉、脂肪和骨骼是人体最重的三种组织。这三种组织中，不论哪种组织过重，都会造成体重过大，但我们所说的肥胖实际上并非指由肌肉发达或骨骼粗大引起的体重过大，而主要是说人体内的脂肪，尤其是中性脂肪过多。

5. 肥胖是怎样分类的？

肥胖按其病因不同，可分为单纯性肥胖和继发性肥胖两大类。平时我们所见到的肥胖多属于前者。①单纯性肥胖：是指没有明确病因的肥胖，医学上也把它称为原发性肥胖，可能与遗传、饮食和运动习惯等因素有关。②继发性肥胖：是指由其他健康问题导致的肥胖，常常由多种内分泌、代谢性疾病引起，也可由外伤后或服用某些药物所引起。也就是说，继发性肥胖是有因可查的肥胖。

按照脂肪在身体不同部位的分布情况，肥胖又可以分为腹部型肥胖和臀部型肥胖两种。①腹部型肥胖：又称向心性肥胖、中心性肥胖、男性型肥胖、内脏型肥胖、苹果形肥胖，这种肥胖者脂肪主要分布在躯干、腹部的皮下以及腹腔内，四肢则相对较细。②臀部型肥胖：脂肪主要沉积在臀部以及腿部，又称非向心性肥胖、女性型肥胖或梨形肥胖。腹部型肥胖者患并发症的危险要比臀部型肥胖大得多，比如有人观察一组白种人女性，发现肥胖者患糖尿病的概率是普通人的3.7倍，而腹部型肥胖的女性患糖尿病的概率则是普通女性的10.3倍！当然，与非肥胖相比，臀部型肥胖仍然存在着相当严重的危害，仅仅是危害相比腹部型肥胖略小而已。应该注意的是，对肥胖分型的命名，不能望文生义，比如说，男性型肥胖并不是男性的专利，也有很多女性的肥胖是腹部型肥胖，也就是说，女性也可以出现男性型肥胖。

6. 什么是单纯性肥胖？

单纯性肥胖是指没有明确病因的肥胖，可能与多种因素有关。大部分肥胖者是单纯性肥胖。它是不同于继发性肥胖的一种特殊疾病。这种肥胖的确切发病机制还不十分清楚，比较肯定的是：任何因素，只要能够使能量摄入多于能量消耗，都有可能引起单纯性肥胖。这些因素包括进食过多、体力活动过少、社会心理因素、遗传因素等。

单纯性肥胖的病理改变主要是脂肪细胞的数量增多、体积增大，这种体积增大是细胞内脂肪堆积的结果。

按照病理改变，单纯性肥胖可分为增生性肥胖和肥大性肥胖两类。①增生性肥胖：脂肪细胞不仅有体积变大，而且脂肪细胞的数目也有所增多。②肥大性肥胖：脂肪细胞只有体积变大，而数目变化不大。

按照发病年龄的不同，单纯性肥胖可以分为幼年起病型肥胖、青春期起病型肥胖及成年起病型肥胖。①幼年起病型肥胖：一般都是增生性肥胖，而且患儿脂肪细胞的数量一生都难以减少。所以有人发现，2岁以前就很胖的儿童终身容易肥胖，减肥困难，幼年起病型肥胖的儿童中，有80%成年后依旧会肥胖。②成年起病型肥胖：以肥大性肥胖为主，理论上讲，减肥相对比较容易。也有一少部分成年起病型肥胖是增生性肥胖。青春期起病的青少年介于二者之间，多为增生肥大性肥胖，他们的脂肪细胞数量多、体积大，就是说脂肪细胞是长数又长个儿，减肥的困难程度介于幼儿和成人之间。

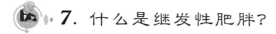
7. 什么是继发性肥胖？

继发性肥胖是指有因可查的肥胖，可由某些疾病、药物等引起。引起肥胖的疾病被称为原发性疾病。有的时候，在原发性疾病被治好后，继发性肥胖也明显减轻。引起继发性肥胖的主要原因有以下几种。

（1）神经内分泌性肥胖：这是一类由神经－内分泌系统疾病引起的肥胖，实际上是内分泌疾病的结果。引起成人继发性肥胖的内分泌疾病主要是皮质醇增多症和甲状腺功能减退症；而引起儿童继发性肥胖的主要是下丘脑疾病，如下丘脑肿瘤。还有一种好发于中年男性的称为胰岛素瘤的疾病，病人胰脏中的肿瘤在不停地分泌胰岛素，使这类病人经常处于低血糖的状态之下，不得不经常、大量地进食，从而引起肥胖。一些早期糖尿病病人的情况与此相似，他们有高胰岛素血症，总是感到饥饿难忍，不得不多食而造成肥胖。这些都属于神经内分泌性肥胖。

（2）伴有肥胖的遗传综合征：如普拉德－威利综合征（Prader-Willi syndrome）和劳－穆－比综合征（Laurence-Moon-Biedl syndrome）病人常伴有肥胖。这些遗传综合征除了有肥胖表现，还会伴有其他异常，如发育迟缓、性功能不全、肢体畸形、智力低下。

（3）医源性肥胖：有些病人既没有引起肥胖的原发疾病，也不是单纯性肥胖，他们的肥胖是由服用了某些药物引起的，一般把这种肥胖称为医源性肥胖。能够引起医源性肥胖的药物包括糖皮质激素（可的松、泼尼松或地塞米松等）、吩噻嗪、三环类抗抑郁药物、胰岛素等。另外，颅脑手术如果影响到下丘脑，也可以引起肥胖。由于医源性肥胖的原因很明确，所以有人把医源性肥胖也归入继发性肥胖。

一般而言，对于一个肥胖者，我们首先要想到继发性肥胖，考虑有没有什么疾病，而不能一上来就说是单纯性肥胖。这个道理很简单，如果把单纯性肥胖误认为继发性肥胖，只是提高了对引起肥胖的疾病的警惕性而已，对病人没有什么害处；而如果把继发性肥胖误认为单纯性肥胖，就可能贻误病情。所以，只有排除了继发性肥胖，我们才能作出单纯性肥胖的诊断。继发性肥胖病人一般都会有原发性疾病的表现，或是有相关的服药或手术治疗的历史。限于医疗条件，不可能要求每一位肥胖者都到医院彻底检查一番，看看肥胖的背后是不是有什么其他疾病。但是肥胖者应该了解继发性肥胖的一些表现，及时就诊，尽早治疗。

二

肥胖的病因

 8. 肥胖会遗传吗？

　　肥胖是可以遗传的。有一些遗传代谢综合征伴有肥胖的表现，比如低肌张力-低智力-性腺发育低下-肥胖综合征，就是由于父系缺少了一段染色体，并把这种缺陷遗传给后代而造成的。又比如劳-穆-比综合征、阿尔斯特仑综合征、弗勒赫利希综合征、额骨内板增生症等遗传性疾病病人均伴有肥胖。但是，这些病的病人数量相当少，不足肥胖者总数的1%，大多数肥胖者是单纯性肥胖。大量研究表明，单纯性肥胖也是可以遗传的。当然，不是每个肥胖者的子女一定也发胖，但是肥胖者子女出现肥胖的可能性比普通人子女要大得多。有一项研究调查了2002名肥胖儿童，有72%的肥胖儿童父母中至少一人也有肥胖。另外一项研究表明，肥胖者的一级亲属发生肥胖的概率比正常人群高一倍。也许有人对此表示怀疑，他们认为，父母、子女等亲属同时肥胖，也可能是环境因素造成的，比如饮食习惯相同、全家都不爱运动等，而不是遗传造成的。于是就有人做了更加有说服力的试验。丹麦人专门研究了自幼寄养在别人家的孩子，结果发现他们的体重与养父母是否肥胖没有太大的关系，而与亲生父母的肥胖程度关系密切。瑞典人则专门调查了在不同环境下长大的孪生子，发现他们依然容易共同发胖。这两项试验都巧妙地排除了环境因素的干扰，有力地说明了肥胖确实有遗传倾向。当然，后天的生活方式也是肥胖发生的重要因素。

大家知道，遗传是通过遗传基因来进行的。那么，肥胖的遗传基因是什么呢？科学家经过大量研究，在动物身上找到了"肥胖基因"，它可以在脂肪细胞里合成瘦素，用来调节食欲。如果动物的这种基因被破坏，就会发生肥胖。在肥胖者中，还没有发现"肥胖基因"有异常，但是发现绝大部分肥胖者都有瘦素水平增高，一些重度肥胖者的瘦素结构还有改变，所以推测肥胖者的瘦素受体（也就是瘦素的作用部位）对瘦素不起反应，就像胰岛素抵抗一样，存在着瘦素抵抗，从而造成进食过多，引起肥胖。另外，研究人员还发现了一共十几种与肥胖有关的基因。比如，在美国皮马部落印第安人和芬兰人中，就发现 β_3-肾上腺素能受体基因的缺陷与肥胖有关系，然而这种遗传基因的缺陷在其他肥胖人群中又不存在。所以目前认为，肥胖的遗传并不仅仅取决于单个基因，而很可能是多个基因相互作用的结果。必须强调的是，虽然由于遗传的关系，肥胖者的子女比其他人更容易发胖，但是只要注意合理饮食与运动，肥胖仍然可以预防和控制。

9. 肥胖与脂肪细胞的形状与数量有什么关系？

人体内的脂肪，确切说应该叫脂肪组织，是由大量的脂肪细胞组成的，它们参与多种重要病理生理过程，影响胰岛素敏感性、血压水平、纤溶活动及炎症反应。每一个脂肪细胞内都储存了大量的脂肪。脂肪细胞的大小是可以改变的，而且变化惊人。一个脂肪细胞的直径可以增大 20 倍，整个细胞的体积可以增大 1000 倍。正常体重的人，脂肪细胞的数量和大小通常是保持稳定的，肥胖者的脂肪细胞则在数量和大小上都可能增加，且不同类型的肥胖脂肪细胞的变化各有不同。按照病理改变，肥胖一般可分为两种：一种叫增生性肥胖，不仅仅脂肪细胞的体积变大，而且数目也有所增多；另一种叫肥大性肥胖，脂肪细胞数目变化不大，但体积变大。一般而言，幼年起病型肥胖多是增生性肥胖，而成年起病型肥胖则多为肥大性肥胖。当然，也有一些成年起病型肥胖，脂肪细胞的数目也有所增加，属于增生性肥胖。成年后，脂肪细胞数量一般就不会再减少了，因此减肥通常不能减少脂肪细胞的数目，只能降低脂肪细胞的大小。也就是说，脂肪细胞的数目一旦增多，就没有办法再恢复原来的数目。减肥后体重容易"反弹"，也就是一下子重新又胖起来，就是这个原因。所以，应该注意预防肥胖，而不应该寄希望于肥胖后再减肥。另外，人体不同部位的脂肪细胞，其结构和功能也有所差别。与大腿部位的皮下脂肪细胞相比，腹部的脂肪细胞（包括皮下脂肪细胞及腹腔内的脂肪细胞）体积要大得多，具有更强的脂肪转换能力。这可以解释为什么腹部型肥胖的人更容易合并严重的并发症，如胰岛素抵抗、糖尿病、高血压等。

10. 何为体重调定点？

调定点是指人体内存在某一套系统，能把某一项生理指标控制在一个相对稳定的狭窄范围。比如说，正常人体的腋下体温一般波动在 36~37℃，它的调定点在大脑的延髓部位，叫作体温调节中枢。它可以随时感觉目前的体温，并进行相应调整。体温过低时，调定点可以通过动员脂肪储备等办法来升高体温；而体温过高时，它又用出汗等办法来降低体温，从而总是把体温维持在 36~37℃这个很小的范围，不至于有太大变化。同样，有人提出体重也存在着一个调定点，预先设定好了每个人应该有多重，应该有多少脂肪。短期体重增加或减少，人体会自动代偿，体重倾向于恢复到调定点水平。目前认为，这个调定点就在下丘脑。下丘脑内存在着两个中枢，一个叫饿感中枢（又叫摄食中枢），另一个叫饱感中枢（又叫拒食中枢）。饿感中枢兴奋时，人就食欲旺盛；而饱感中枢兴奋时，人就没有胃口，不想吃东西。这样就把食量控制在一定范围，从而保证体重的稳定。这种调节过程，是通过体内的许多种调节物质来进行的。比如前面提到的瘦素，就把体内脂肪储存过多的情况，传达给下丘脑，从而抑制食欲。其他主要存在于大脑中能影响食欲的物质还有促进食欲的神经肽 Y，以及抑制食欲的 5-羟色胺和促肾上腺皮质激素释放激素（CRH）等。这些物质互相影响、互相制约，构成了一个相当复杂的平衡，从而把体重调节在一个稳定的范围。而肥胖的发生，很可能是因为这些物质的作用在某些环节上出了问题，导致调定点升高，从而把体重维持在一个更重的水平上。比如说，当人体出现了对瘦素的抵抗时，下丘脑的调定点就无法感觉到体内储存的脂肪已经过量，仍然继续保持旺盛的食欲，从而无法把体重调低，结果就是下丘脑对脂肪组织的茁壮成长听之任之。如果能够找到一些办法，把体重调定点降低，那么将是治疗肥胖的一条新途径。

11. 哪些内分泌疾病会引起肥胖？

有许多内分泌疾病可以引起肥胖。常见的可引起肥胖的内分泌疾病如下。

（1）皮质醇增多症：又称库欣综合征，是由皮质醇分泌过多引起的。皮质醇增多症是最主要的伴肥胖的内分泌疾病。这种疾病的主要表现是腹部型肥胖，也就是脂肪主要集中在躯干部位，而四肢的脂肪相对较少，除了满月脸、水牛背、锁骨上脂肪垫等腹部型肥胖的表现，皮质醇增多症的其他症状还有皮肤紫纹、多毛等，严重的还会有胰岛素抵抗、糖尿病、高血压和骨质疏松等。这种疾病大多数由脑下垂体或肾上腺的肿瘤引起，多数可以通过手术治愈，所以应该引起注意。

（2）甲状腺功能减退症：本病可以引起体重明显增加。然而值得注意的是，大部分病人体重增加只是由水肿导致的组织间积水，只有少数是真正的脂肪增多。补充甲状腺素后，体重可恢复到正常水平。

（3）下丘脑性肥胖：下丘脑性肥胖是下丘脑腹内侧核损伤导致生物贪食形成的肥胖。下丘脑存在着调节进食的中枢，包括饿感中枢和饱感中枢，所以下丘脑的疾患可能影响这些中枢，从而导致多食性肥胖。下丘脑性肥胖的主要临床表现为食欲旺盛、摄食过度、活动减少、体重快速增加等。引起下丘脑性肥胖的疾患可能有外伤、肿瘤、炎症，或者颅内压增高对下丘脑的压迫等。下丘脑性肥胖往往伴随其他表现，如头痛、视力下降、发育迟缓、性功能减退、尿崩症、嗜睡及行为改变。

（4）多囊卵巢综合征：患这种疾病的多为青年妇女，主要临床表现除了肥胖，还有多毛、月经稀发或闭经。病人的卵巢有许多闭锁卵泡，不能排卵。多囊卵巢产生过多的男性激素，导致多毛。病人通常还有胰岛素抵抗。多囊卵巢综合征引起肥胖的机制还不清楚。

其他可引起肥胖的内分泌疾病有肢端肥大症、假性甲状旁腺功能减退、性腺功能减退、胰岛素瘤等。

然而必须强调的是，只有不到1%的肥胖是由内分泌疾病引起的。

12. 瘦素是什么？

瘦素是20世纪90年代中期发现的一种由脂肪细胞分泌的蛋白质类激素，又称消脂素。瘦素在细胞内产生后，通过血液循环到全身各种组织，并与其受体结合后通过细胞信号传导途径发挥生物学效应。瘦素在体内参与机体的多种功能，如摄食行为、能量平衡、体重、生殖、生长发育、内分泌、免疫，但它的主要生理功能还是通过抑制食欲减少能量摄入、增加能量消耗和抑制脂肪合成来调节体内脂肪沉积，是体内与肥胖关系最为密切的激素之一。人们在研究一种肥胖小鼠时发现，这种小鼠体内缺乏一种特殊的基因，使其脂肪细胞无法产生瘦素，结果这种小鼠滥吃无度，体态肥胖。后来又证实在其他动物和人体内，都有由脂肪细胞分泌的瘦素，其功能主要为调节体内脂肪沉积，对动物和人体的胖瘦起着举足轻重的作用。

瘦素到底是怎样发挥作用的，这个问题至今还没有完全搞清楚，可能的作用机制如下。①抑制食欲：瘦素可作用于下丘脑的饿感和饱感中枢，使动物产生饱感，减少摄食。同时能降低下丘脑神经肽 Y 的表达，下丘脑神经肽 Y 有刺激摄食的作用，抑制了下丘脑神经肽 Y，也就抑制了食欲，减少了摄食，进而减轻体重。②增加能量消耗：可能是瘦素刺激神经中枢，增加外周去甲肾上腺素的释放和作用的结果，而去甲肾上腺素就有促进脂肪消耗的作用。③抑制脂肪合成：可能是通过减少脂肪合成的中间产物而致。自 20 世纪 90 年代中期以来，有关瘦素的研究成为热门话题，瘦素基因已克隆并定位，瘦素分泌及其受体的研究也在逐步深入。研究发现，全身脂肪组织均有瘦素基因的表达，其中以皮下脂肪表达最高。有意思的是，肥胖者体内并非如想象的那样缺乏瘦素；反之，肥胖者多有高瘦素血症，他们体内瘦素不但不低，反而很高。这个事实说明，瘦素缺乏并不是造成肥胖的主要原因，肥胖者可能是对瘦素不敏感，或者说有瘦素抵抗。

13. 能量代谢与肥胖有什么关系？

人体通过从外界摄取营养物质，同时经过体内分解、吸收，将其中蕴藏的化学能释放出来转化为组织和细胞可以利用的能量，再利用这些能量维持生命活动。在这一过程中所伴随的能量释放、转移、贮存和利用称为能量代谢。正常人体总是处在一个能量代谢的动态平衡之中。人体有一套非常精细的调节机制，使得能量的摄取和消耗达到平衡，从而保持体重不变。而肥胖者一般情况下能量的摄取大于消耗，多余的能量就在体内转化成脂肪，于是就形成了肥胖。一个成人每年平均进食能量800 000千卡。如果多吃 5%，就会增加体重 5.7千克。

下丘脑中有两个中枢，一个叫饿感中枢，另一个叫饱感中枢，它们根据机体内在和外在因素的刺激来调控人的食欲。机体内在和外在因素对下丘脑的刺激可以分为两类：一种叫作短期信号，短期信号仅仅影响到某一顿饭的食欲。比如，食物的味道会通过嗅觉和味觉刺激下丘脑；情绪的好坏会通过大脑的边缘系统影响下丘脑；饥饿时间太长，血糖就会降低，下丘脑会感知血糖的改变；胃肠道内的食物过于充盈，就会分泌胆囊收缩素作用在下丘脑等。下丘脑接到这些信号后，就会相应调整食欲。另一种叫作长期信号，可以决定食欲的基础水平。长期信号主要由一种叫作瘦素的物质提供。瘦素是脂肪细胞产生的一种蛋白质类激素，它可作用于下丘脑抑制食欲。当体内总的脂肪储存量增加时，也就是出现了肥胖的苗头时，瘦素的水平就会随之增多，从而抑制食欲，减少进食，维持正常体重，杜绝肥胖的发生。所以瘦素水平反映了体内脂肪储存的总量，对能量平衡的调节起着至关重要的作用。但是，如果上述调节出了问题，造成能量的摄取多于消耗且持续较长时间，多余的能量就在体内转化成脂肪，于是就形成了肥胖。这种代谢平衡的失调可以从两方面发生：一是能量摄取过多，也就是进食过多；二是能量消耗过少。肥胖者进食过多的原因很复杂，包括心理、社会、神经、内分泌等各个方面，而且主要是通过前面谈到的传入信号而影响到食欲与进食，从而造成进食过多，引起肥胖。至于肥胖者能量消耗过少，则主要是因为体力活动过少。

14. 饮食与肥胖有关系吗？

随着人们生活水平的不断提高，人们对饮食也有了更高的要求。然而美味佳肴常常使人摄食过多，久而久之使人渐渐"发福"。从饮食角度讲，进食能量过多，消耗过少，"总收入"大于"总支出"，摄入的不论是脂肪、糖类，还是蛋白质，经过一系列的消化吸收，最终产生多余的能量都会以脂肪的形式贮存于体内，使人逐渐发胖。这也是大多数肥胖者发胖的主要机制。一般正常人进食产生的能量和机体消耗的能量长期维持平衡。一旦平衡遭到破坏，进食过多，热量过大，超过能量消耗，体重就增加，人就变得肥胖。

肥胖与热量摄入有着极大的关系，一个人每天所需的热量又与其年龄、性别、生活方式、劳动强度以及健康状况密切相关。一般来说，生长发育中的儿童和青少年所需的热量较成年人高，而人过中年后总热量需要相应地减少。一般成人热量供给标准是以年龄 20～30 岁、体重 65 千克（男）和 55 千克（女）的人为基础的，并随着年龄的增长而减少。例如，30～40 岁时应减少 3%，40～50 岁时减少5%，50～60 岁时减少 10%，60～70 岁时减少 20%，70 岁以上时减少30%。成年女性的热量需要一般比男性低些。一般情况下，人到中年以后，体力劳动量逐渐下降，然而他们从年轻时培养下来的进食量不能随之适当减少，机体平衡失调，人就会逐渐肥胖了。我们经常可以看到这种情况，体育运动员一旦退出竞赛队伍，而继续大量进食，体重一定会逐渐增加。同样，生育后哺乳期的妇女若断乳后仍继续大量进食，也会逐渐肥胖。总之，饮食量是肥胖的主要原因之一，而饮食的种类也同样影响胖瘦，如果摄入的饮食均是高油、高糖的高热量食物，即使没有过量摄入，也可能引发肥胖。所谓"胖从口入"是很有道理的。当人们知道饮食与肥胖的关系时，就会更好地节制饮食，预防和治疗肥胖。

15. 什么样的饮食习惯容易引起肥胖？

有些人的肥胖与饮食习惯有着密切的关系，如儿童肥胖者，很多都是由于儿童从哺乳期就营养过剩，他们的父母错误地认为婴儿喂得越胖越好，结果养成不良的生活习惯，如一天零食不断，糖果、甜食、甜饮料摄入太多，再加上不必要的营养品摄入，缺乏必要体育锻炼等，这些都是儿童期肥胖发生的重要因素。此外，还有些家庭喜好肥甘厚味，这是造成全家肥胖的原因。如有的家庭有吃"油"的习惯，炒菜非得油汪汪不可，又偏好食用油炸食品，如油炸糕、油条、油饼、炸薯条、炸鸡腿；还有的家庭喜欢吃甜口，如糖醋鱼、糖醋排骨、糖粥、糖包。这些一旦形成一种生活习惯，天长日久，肥胖就随之而来了。有的人三餐食量并不多，但是有吃零食和甜食的习惯，一天的总热量已经超标了，还自觉吃得不多。这也是不知不觉中肥胖起来的主要原因之一。还有些人养成每天晚上饮酒的习惯，由于酒精本身含有极高的热量，而且饮酒时往往还要配些下酒菜，酒足饭饱睡大觉，热量摄入多、消耗少，导致肥胖。总之，高热量的饮食习惯，是导致肥胖的重要原因。

16. 为什么没有大量摄入高热量的食物也会出现肥胖？

高热量食物会带来肥胖。但现代科学研究发现，高热量饮食并非导致肥胖的唯一原因，有的人在没有大量摄入高热量食物的情况下，也发生了肥胖。比如有人发现，维生素 B_1、维生素 B_6 及烟酸能使体内脂肪组织转化成能量而消耗掉，当日常饮食中缺乏这些维生素时，可能会导致体内脂肪转化为能量的过程受阻，从而使体内脂肪组织积蓄，而形成肥胖。这种人甚至当身体处于营养不良状态时并不表现为消瘦，而是表现为肥胖。美国肥胖专家也发现，体内水分不足，也会使脂肪组织无法充分代谢，导致体内脂肪的堆积；同时由于肥胖者摄盐过多，体内水钠潴留，也使体重增长。

17. "喝凉水都长肉" 是真的吗？

很多肥胖者大都经历过一次或者多次的减肥经历，由于各种主观和客观的原因，减肥失败了。于是他们常常抱怨吃了很多苦，挨了许多饿，却没有任何效果。他们最常挂在嘴边的一句话就是"没办法，喝凉水都长肉"，然而，真是这样吗？

从现代科学的角度说，这种说法也有一定依据。虽然水中基本上不含热量，但若摄入盐过多，可导致水钠潴留，使较多水存留于体内，导致体重增长。因此，肥胖者减肥时还应注意限盐。

18. 过多饮酒会使人发胖吗？

酒热量很高，白酒的热量约为 298 千卡/100 毫升，白兰地的热量约为 290 千卡/100 毫升，威士忌的热量约为 252 千卡/100 毫升，伏特加的热量约为 234 千卡/100 毫升，葡萄酒的热量约为 72 千卡/100 毫升，啤酒的热量约为 32 千卡/100 毫升。过多饮酒会造成能量过剩，脂肪蓄积，进而导致体重增加，因此饮酒对肥胖者并不友好。而且，在饮酒的过程中可能会大量进食，造成营养过剩，这也是导致肥胖的原因之一。另外，酒精还容易引起高甘油三酯血症及酒精性脂肪肝，这种情况在腹部型肥胖者中更加严重。同时，大量饮酒容易增加低密度脂蛋白颗粒，增加患冠心病的风险。过量饮酒还会刺激胃黏膜，出现胃肠道损伤。总之，饮酒对身体的弊远大于利，所以应该避免大量饮酒及长期酗酒，合理饮食，保持身体健康。

19. 吃得不多却胖了，这是为什么？

有的人说我吃的并不多，为什么还会胖呢？这个问题一方面与对食物的认识有关系，另一方面就在于运动。学过物理的人都知道，在绝大多数情况下，物质是不灭的，能量是守恒的，如果不是摄入量多于消耗量，肯定胖不起来。仔细分析一下，他们往往忽略了那些隐藏的高热量食物，实际上热量摄入很多却不自知，这是似乎吃得不多却又肥胖的第一个原因。另一个原因是活动过少。有人调查发现，经常参加体育锻炼的人摄入热量要远远高于不爱运动的人，但爱运动的人体重却明显低于不爱运动的人。这是因为人每天所消耗的能量可以分为基础代谢能量和体力活动能量。用于维持人体的基本功能，如消化、呼吸、心跳及维持体温等生命活动的能量称为基础代谢能量。体力活动能量则用于维持人体日常体力活动，如站立、行走及工作。体力活动能量与基础代谢能量一起组成全部的能量消耗。一个不爱活动的人，每天只需要基础代谢能量（1200～1400千卡）加上300～400千卡就足够了，即使他们吃得很少，也可能超过每天消耗的能量。如果稍微多吃一点，就会转化为脂肪贮存在体内。而喜爱运动的人，体力活动的能量消耗是非常大的，甚至可以达到4000～5000千卡，完全可以抵消饮食带来的热量摄入，不至于发胖。因此，我们建议减肥者积极参加体育活动，这样才能脱离严格节食所带来的那种不愉快的感觉，并使热量消耗增多，体重逐渐下降。

20. 肥胖与运动有什么关系？

肥胖与运动的关系非常明确：运动越多，脂肪的消耗就越多，越不容易发胖；运动越少，脂肪的储存就越多，越容易发生肥胖。体力活动少的人群中，肥胖的发生率明显增高。芬兰的一项大型调查表明，在体力活动少的成年男性中，肥胖的发生率是14%；而在体力活动多的成年男性中，肥胖的发生率仅有7%。同样的，在体力活动少的成年女性中，肥胖的发生率是21%；而在体力活动多的成年女性中，肥胖的发生率仅仅是8%。应当注意的是，消耗脂肪的量与运动强度、运动时间都有关系，运动强度越大，消耗的脂肪越多，但是运动强度过大会降低运动的可接受性，使肥胖者难以坚持，还可能引起急性滑膜炎或韧带损伤等。而运动的时间长短也非常重要，运动强度很大，但时间甚短，消耗的总热量不多，也达不到锻炼减肥的目的。因此，肥胖者应该选择适合自己长期坚持的运动项目，例如大肌肉群参与的有氧运动，如跑步、快走、游泳、跳健身操、骑自行车，每次运动时间最好不要低于 30 分钟。坚持运动的同时还要合理饮食，保证充足的睡眠，最终达到正常的体重。

 21. 哪些因素会引起儿童肥胖？

儿童肥胖也和成人肥胖一样，根据肥胖原因分为单纯性肥胖和继发性肥胖两种。

（1）单纯性肥胖：99%以上的儿童肥胖都属于单纯性肥胖，也就是没有明确病因的肥胖。科学家对单纯性肥胖的发生原因进行了大量的研究，比较明确的是遗传因素。肥胖有高度的遗传性，目前认为肥胖与多基因遗传有关。肥胖发生原因还有进食过多、营养过剩。儿童进食大量的高脂肪饮食、甜食，无限制地吃零食、喝甜饮料，这些都会引起肥胖。另外，运动过少也可导致单纯性肥胖。目前孩子的学习负担越来越重，加上父母望子成龙心切，给孩子增加许多课外学习，比如音乐、美术、外语等，挤掉了孩子大量的活动时间。另外，即使是课外活动，也是体力活动越来越少，静止活动越来越多，手机、游戏机，都会让孩子减少活动、增长脂肪。不爱运动的孩子就变得更胖，胖孩子就更不爱运动，结果造成恶性循环。社会心理因素也可导致肥胖。有研究表明，孩子如果功课压力过重，或是学习成绩不理想，精神长期紧张，就会有意无意地拼命多吃零食，借以缓解精神紧张的状态，长此以往，就会出现肥胖。

（2）继发性肥胖：指的是有明确病因的肥胖。继发性肥胖包括以下几类：①神经内分泌性肥胖，包括下丘脑或脑垂体肿瘤、皮质醇增多症、甲状腺功能减退症、下丘脑疾病、假性甲状旁腺功能减退症、生长激素缺乏症、胰岛素分泌肿瘤等。②某些遗传代谢综合征，如低肌张力-低智力-性腺发育低下-肥胖综合征、劳-穆-比综合征、阿尔斯特仑综合征、弗勒赫利希综合征、先天性睾丸发育不全、先天性卵巢发育不全等疾病就容易发生在儿童。除肥胖以外，有这些综合征的患儿还会伴有其他异常，如发育迟缓、性功能不全、畸形、智力低下等。③医源性肥胖，指的是因为治疗其他疾病而附带引起的肥胖。如某些患肾病的儿童，长期服用泼尼松等皮质类固醇激素，或是某些颅脑手术影响到了下丘脑，都可以引起肥胖。

22. 为什么中老年人更容易发生肥胖？

据美国国家健康及营养调查表明，无论男女，肥胖发生率最高的都是在 50~59 岁。男性达到 42%，平均体重指数高达 27.6；女性则达到 52%，平均体重指数高达 28.5！中国也有句俗话说："千金难买老来瘦"，一方面说明正常体重有利于老年人的健康，另一方面也说明老年人更加容易肥胖。中老年人更容易发胖是综合因素作用的结果。人在进入老年期后，受内分泌因素影响，基础代谢能量下降，而体力活动的减少使体力活动能量也下降，最终导致每天消耗的能量减少。老年人随着年龄的增长，在事业上已经达到高峰，也快到了退休年龄，儿女也已经成家立业，不需要再为生活奔波劳碌，也不需要再为儿女操心劳神。加上体力、精力的衰退，更有些懒得活动，所以总的活动量明显下降。另外，目前的老年人大都是一辈子省吃俭用过来的，到了退休年龄，觉得也该对得起自己，该享享清福了。很多老年人的子女也孝顺父母，经常给老年人买高糖、高脂肪食物，还有各种营养品。而老年人又怕辜负了儿女的好心，买了不吃，怕"暴殄天物"。于是甜食、高脂肪食物比以前多吃了好多，结果增加了许多脂肪。但是需要注意的是，老年人肥胖对身体不利。所以，老年人应该对体重格外注意，应该有意识地增加体力活动，格外注意合理饮食，保证休息，调整心态。这些做好了，不但会有利于保持正常体重，预防相关疾病，而且有助于获得更好的体质和更高的生活质量。

23. 社会环境与肥胖的发生有什么关系？

社会环境因素对肥胖的发生有至关重要的作用，表现在以下几个方面。

（1）社会经济状况：在发展中国家，肥胖主要发生在生活由穷变富的人群，主要原因是生活水平的改善导致多食；而在发达国家中，经济状况越差，肥胖的发生率越高，这主要因为经济状况好的人往往受教育程度也高，懂得合理饮食及运动。

（2）文化因素：以胖为荣的中国传统观念现在还影响着一些老年人，这种观念会使他们忽视肥胖对健康带来的危害。

（3）饮食结构：西方人的肥胖发生率较东方人高，很重要的原因在于西方人饮食中脂肪的含量高，占总热量的 30%～40%，而东方人的饮食中，脂肪只占 10%～20%。另外，西方人吃甜食比东方人多，而且甜度高得多。如中餐的最后一道菜是汤，而西餐往往在最后上一道甜点。顺便说一下，有人总结出对减肥不利的四个字，叫作"汤、糖、躺、烫"，就是说喜欢喝油水大的汤、好吃糖、餐后爱躺着不动、偏爱容易吸收的热食者容易变胖，这有一定道理。

（4）行为因素：某些社会性行为可以导致肥胖。比如生活方式和工作方式发生改变，使运动和体力活动减少，导致机体能量消耗减少，导致肥胖。随着电子设备的普及，丰富的网络世界让更多人不愿意出门，运动量减少。随着科技的发展，工作环境产生变化，越来越多的人选择在办公室里办公，长期坐在椅子上，也会导致运动量减少。由此看来，社会环境因素对肥胖的发生有着相当广泛的影响。

三

肥胖的诊断

 24. 肥胖会出现哪些临床表现？

肥胖者的早期表现仅仅是体重增加、外形改变，不同类型的肥胖，脂肪分布也有所不同。随着肥胖时间的延长，以及肥胖程度的加重，可能渐渐出现各种临床异常表现。一般而言，肥胖可出现以下三类临床表现。

（1）躯体表现：如活动不便、气喘吁吁、肌肉疲乏、关节疼痛以及水肿等，女性可伴有闭经、月经不调等表现，这时候还没有并发症出现。

（2）并发症表现：肥胖可并发多种疾病，如糖尿病、高血压、痛风等，不同的并发症有其相应的临床表现。如并发糖尿病，会出现"三多一少"的症状，即多尿、多饮、多食，以及体力和体重的下降；并发高血压，则自觉头痛、眩晕、心悸等。并发痛风，则感到关节，特别是足部关节疼痛等。肥胖引起的并发症可以遍布全身各处。所以，肥胖者一旦出现了什么不舒服，就应该警惕并发症的出现，及时就医。

（3）心理表现：由于社会习俗认为肥胖不美，甚至有人拿肥胖者寻开心，所以肥胖者往往自惭形秽，甚至产生自我厌弃的感觉，因而可以导致焦虑、抑郁、负疚感等不良心态，甚至产生对他人的敌意。有些肥胖者的心理负担可能表现为某些躯体症状，如头痛、胃痛、失眠等，但实际上他们并没有躯体疾病。

25. 怎样测定体脂？

衡量一个人是否肥胖，最好的方法是测量体脂。体脂的测定方法包括直接测定法和间接计算法两种。直接测定法结果相对准确，但操作复杂，需要特殊设备，费用昂贵，难以大范围进行测定，多用于科学研究。间接计算法可利用体重指数计算体脂含量，所得结果误差比直接计算法大，但方法较为简单，无须特殊要求，肥胖者本人即可完成，可用于临床普查。目前用于测量体脂的直接测定法有以下几种。

（1）密度法：先测定受试者在空气中的重量，并测定其肺活量和肺残气量。然后在一特制的设备中，将受试者完全浸入水中后测定其呼气末时的重量，并记录测定时的水温，然后计算其重量。

（2）重水法：用氢的同位素氘标记的重水注入体内，经 2~4 小时平衡，之后用稀释法测定体内总体水量。然后根据下述公式计算体脂总量：

$$体脂总量＝体重－（总体水量/0.72）$$

（3）总体钾测定法：人体内的钾主要存在于非脂肪组织中，脂肪组织中基本不含钾。故可测定总体钾，然后换算出人体非脂肪组织量，再用体重减去非脂肪组织后，求出脂肪的总量。

（4）生物电阻抗法：该方法是 20 世纪 80 年代末发展起来的一项新技术。原理：人体脂肪组织含水量很少，具有很高的电阻率。无脂组织中包括人体所有的水和电解质，导电性远远大于脂肪组织，因此人体的总阻抗近似于无脂组织的阻抗。可通过特殊仪器测定人体的总阻抗，并换算成总体脂肪。生物电阻抗法具有快速、简捷、成本低廉、无创和安全等特点，适用于成人和儿童的体脂测量，有广阔的应用前景。

（5）间接计算法：计算公式如下。

男性脂肪重量（千克）＝腰围（厘米）×0.74－［体重（千克）×0.082+44.74］

女性脂肪重量（千克）＝腰围（厘米）×0.74－［体重（千克）×0.082+34.89］

另外，也可用卡尺测量皮褶厚度，用以反映体脂的含量，这是衡量肥胖程度的一个简便可靠的方法。这种方法能直接测定脂肪厚度，而且可以定量。一般常用的测定部位包括上臂中外侧和肩胛骨下角处，也可以测胸、腹、面颊或大腿等处。

26. 什么叫标准体重？什么叫理想体重范围？

标准体重是一个固定的数值，通常是根据身高计算而来，或者是根据性别、年龄和体形查阅标准体重而得出的。由于体重测量较为容易，故目前衡量一个人的胖瘦，常用的指标还是体重。也就是说，主要还是根据其身高计算出他/她应有的标准体重，再看其实际体重是高于、等于还是低于其应有的标准体重来确定的。计算成人标准体重的公式有很多，比较简单的标准体重公式：标准体重（千克）＝身高（厘米）－105。也有人采用一个改良的公式：标准体重（千克）＝［身高（厘米）－100］×0.9。其中第二个公式对中国人更为合适。标准体重计算公式是一种简便、粗略的体重计算法，但对于儿童、老年人或身高过于矮小的人并不适用。而标准体重表比较简单实用，可根据受试者的性别、年龄和身高，从预先制定好的表格中查出相应的标准体重。

理想体重范围是位于标准体重周围的一个范围。一般认为，标准体重±10%就是理想体重范围。比如说，一个人身高165厘米，根据第一个计算标准体重的公式，其标准体重应该是165－105＝60千克，上下浮动10%，即加减6千克，也就是说54～66千克就是他/她的理想体重范围。

27. 如何准确测量体重？

要衡量一个人是否肥胖，就要将其体重与其应有的标准体重加以比较，因此准确地测量体重就是衡量肥胖与否必不可少的前提了。准确测量体重方法如下。

（1）应使用同一体重计。不同的体重计可产生很大的误差，所以体重计应该固定，而且所用的体重计要比较敏感，读数要求精确到100克，婴儿体重要求精确到10克。测定前须先对体重计进行校正。

（2）测量时间应该固定。每次测量体重的时间应该一致，并排除进食、喝水等的干扰。住院病人应选择晨起空腹，排空大小便后进行。

（3）受测者的衣着应该固定。衣着对体重测量的影响是不言而喻的，特别是鞋子。有的人冬天量体重懒得脱鞋，一双大皮靴就好几斤，体重测量肯定不准确。只要条件允许，最好仅着内衣裤测量体重。

（4）测量时姿势应该正确。一般而言，受测者应稳立于体重计中央，保持平衡，待体重计指针停止摆动后再读数。

28. 衡量人胖瘦的指标有哪些？

体脂测定法虽然能比较真实、准确地反映人体的肥胖程度，但其测定方法比较复杂。目前，一个人的标准体重通常是根据身高和体重计算而来，或者是根据性别、年龄和体形查阅标准体重表而得出的。具体方法如下。①标准体重公式：见第26问。②体重指数（BMI）：体重指数是国际上衡量人体胖瘦程度的一个常用指标，其计算公式如下。体重指数＝体重（千克）/身高（米）^{2}。标准体重公式使用起来虽然很方便，但他们只考虑人的长度，把人看成一个长条，而实际上人是立体的，而体重指数就较好地弥补了这个不足。③儿童标准体重公式。1～6个月婴儿：标准体重（克）＝出生时体重（克）＋月龄×700（克）。7～12个月婴儿：标准体重（克）＝6000（克）＋月龄×250（克）。1～12岁儿童：标准体重（千克）＝实足年龄×2+8。④标准体重表：比较简单实用，可根据受试者的性别、年龄和身高，从预先制定好的表格中查出相应的标准体重和理想体重范围，在我们这本书的后面也附上了标准体重表，以方便读者使用。有些表还将受试者按体格分为大、中、小3种类型，分别列出不同的标准体重或理想体重范围，这样就更能有效地排除骨骼和肌肉对体重的影响。

29. 怎样判断一个人是否肥胖？

严重的肥胖一眼就看得出来，但多数人需要进行身高、体重的测定和体重指数的计算。知道标准体重和理想体重范围的测定方法后，衡量一个人是否肥胖就没有困难了。具体方法如下。

（1）根据实际体重占理想体重的百分比来衡量：实际体重/理想体重比值（%）＝实际体重（千克）÷理想体重（千克）×100%。根据这个公式，若结果为90%～110%（不含110%），表明体重正常；若为110%～120%（不含120%），属于超重；若大于等于120%，则可诊断为肥胖；若为80%～90%（不含90%），属于低重；若小于80%，则属于消瘦。在确认肥胖后，仍可进一步进行分级：若为120%～130%（不含130%），为Ⅰ度肥胖（轻度肥胖）；若为130%～150%（不含150%），为Ⅱ度肥胖（中度肥胖）；若150%～200%（不含200%），为Ⅲ度肥胖（重度肥胖）；若大于等于200%，则属于极重度肥胖。

（2）根据体重指数来衡量：体重指数（BMI）＝体重（千克）÷［身高（米）］^{2}。世界卫生组织的标准是BMI 18.5～24.9为正常，25.0～29.9为超重，30.0～34.9为轻度肥胖，35.0～39.9为中度肥胖，大于等于 40 为重度肥胖。这个标准是基于欧美白人建立的，显然不适合于东方人。为此，亚洲的有关机构又提出亚洲肥胖标准的建议，认为 BMI 小于 23 为正常，23~25 为超重，25 以上即为肥胖。但这个标准比较适用于东南亚比较瘦小的人种，而仍然不适合中国人。中国目前的标准是 BMI 18.5~23.9 为正常，24.0~27.9 为超重，大于等于 28 为肥胖。

（3）根据体脂来衡量：上述两种公式计算简单、实用，因而得以在临床广泛应用。然而，有时仅靠体重一项指标来判定是否肥胖并不准确，例如一些运动员，因肌肉发达，其体重可能已达到上述肥胖标准，但一般并不将他们列入肥胖行列。为准确起见，有时仍需采用测定体脂来判定是否肥胖。若男性体脂含量大于 25% 或女性大于 30%，则可诊断为肥胖。

（4）根据腰围/臀围比衡量：肥胖有腹部型肥胖和臀部型肥胖之分。腹部型肥胖的脂肪主要沉积在腹部，而臀部型肥胖的脂肪主要沉积在臀部和腿部。区别这两种肥胖主要靠测量腰围/臀围的比值。腰围的测定是在肋骨下缘和髂嵴之间的最窄处的水平位置，而臀围的测量则是以臀围最大处为准。关于腹部型肥胖和臀部型肥胖的确定方法大致如下：正常男性的腰围/臀围之比应小于 0.90，正常女性腰围/臀围之比应该小于 0.85。超过上述指标的肥胖者，应考虑腹部型肥胖的诊断。

30. 如何早期识别儿童肥胖？

儿童在任何年龄都可能开始明显发胖，但是肥胖主要出现在三个年龄段：1 岁前的婴儿期、5~6 岁的幼儿期和青春发育期。所以，当儿童处于这几个年龄段时，家长应该格外警惕儿童的发胖趋势。肥胖的最主要表现是体重相对于同身高标准体重来说过重。营养过剩引起的肥胖，不仅仅表现在体重增加，也可能表现为身高比同龄人高些，这是因为骨骼过早发育，又称作骨年龄提前。然而，除了定期给孩子量身高、体重从发现儿童肥胖外，从外形变化上也可以尽早发现儿童发胖。开始发胖时，儿童的脸往往变大、变圆，和身体其他部位不成比例。腹部可能膨出，并且下垂，乳部、臀部及肩部都有较为明显的发胖趋势，有时皮肤表面还出现白色或紫色的条纹，这种条纹容易出现在上胸部的两侧、下腹部、大腿和臀部。肥胖儿童上肢的脂肪主要堆积在大臂，下肢的脂肪主要堆积在大腿，而前臂和小腿的脂肪相对较少，导致肥胖儿童手脚相对显小，而且手指显得尖细。除外形有以上变化外，肥胖儿童的食欲也旺盛，食量大大超过一般儿童。另外，肥胖的男孩，乳腺往往过度发育，而且阴茎和阴囊显得很小。这是阴部被脂肪埋住所致，并非真正的阴茎尺寸过小。肥胖的女孩则可能出现月经初潮提前，或是乳房提前发育。所以，家长一旦注意到这些肥胖的苗头时，应该立刻给孩子测量身高、体重，尽早明确孩子是否已经发生肥胖，以便采取必要的措施。

31. 青春期正常发育和肥胖应该怎样区分？

儿童在青春发育的过程中，往往会长势迅猛，体重可能比一般的同龄未发育的儿童大很多，显得块头很大。然而，家长一定要明白，儿童的超重并不一定是肥胖。有一些青春发育期的儿童，他们体重过重是因为非脂肪组织的增长，如肌肉、骨骼，而不是脂肪长得太多，所以属于正常青春发育，通常不危害健康。肥胖的确切含意是身体内脂肪的过度沉积，只有多余的脂肪才和高血压、血脂异常、糖尿病等疾病有关系，而且明显增加成年后肥胖的可能性。所以，区别孩子"蹿个儿"和肥胖这两者是很重要的。那么，如何进行区分呢？

首先可以计算体重指数。体重指数＝体重（千克）÷身高（米）^{2}，反映了身体的肥胖程度。而且，体重指数和血压、血脂以及脂蛋白呈正相关，也就是说，体重指数越高，血压、血脂及脂蛋白的异常也就越明显。另外，青春发育期的体重指数越高，成年后就越容易发生肥胖，也就越容易患与肥胖有关的疾病，如高血压、血脂异常症、糖尿病、冠心病。正常青春发育的孩子体重指数正常，所以用体重指数来鉴别肥胖和正常青春发育是很可靠的。另外，也可以测量孩子的体脂率。脂肪含量超过标准的就是肥胖，脂肪含量在标准范围内的则是正常青春发育。

四

肥胖对健康的危害

32. 代谢综合征是什么？

代谢综合征原称 X 综合征，是国外一位叫列文的学者于 20 世纪 80 年代末期提出的一个概念。他观察到，随着经济的发展和人们生活水平的提高，许多原有的疾病，尤其是传染性疾病逐渐被肥胖、高血压、冠心病、脑血管病等慢性非传染性疾病所取代，这些现代病常常同时存在，有着共同的致病基础。他把这组疾病称为 X 综合征。目前，大家公认的代谢综合征包括以下几个方面：高体重（包括腹部型肥胖或超重）、高血压、高脂血症或血脂异常症、胰岛素抵抗或糖耐量异常，有些标准还包括微量白蛋白尿、高尿酸血症、促炎症状态增高及促血栓状态增高。以上情况都有代谢紊乱，所以大家认为用代谢综合征取代 X 综合征更为合适。因为胰岛素抵抗是代谢综合征的基础，所以也有人主张称代谢综合征为胰岛素抵抗综合征。现已公认，代谢综合征是多种代谢成分异常聚集的病理状态，是一组复杂的代谢紊乱症候群，是导致糖尿病及心脑血管疾病的危险因素。

根据对中国人群中代谢综合征的调查结果，我国制定了代谢综合征的诊断标准。《中国成人血脂异常防治指南（2016 年修订版）》指出，具备以下 3 项或更多项，可诊断为代谢综合征。①中心性肥胖和/或腹部型肥胖：腰围男性≥90cm，女性≥85cm。②高血糖：空腹血糖≥6.10mmol/L（110mg/dl）或糖负荷后 2 小时血糖≥7.8mmol/L（140mg/dl）和/或已确诊糖尿病并治疗者。③血压增高：血压≥

130/85mmHg 和/或已确诊高血压并治疗者。④空腹甘油三酯 ≥ 1.7mmol/L（150mg/dl）。⑤空腹高密度脂蛋白胆固醇（HDL-C）<1.0mmol/L（40mg/dl）。

　　有关代谢综合征的病因、病理及其临床防治方面的研究，还没有得出一致的结论，有待于进一步的研究，但这些疾病有共同的病因和致病因素。目前代谢综合征防治的主要目标是防治临床心血管疾病及2型糖尿病的发生，对已有心血管疾病者则要预防心血管疾病事件再发。可通过改善生活方式，主要包括摄入（饮食等）热量与营养成分控制、降低体重及增加运动等改善代谢综合征病情，再在此基础上针对病人存在的各项代谢异常，采取有效药物积极治疗。

33. 肥胖对心脏结构与心脏功能有影响吗？

　　肥胖可以引起心脏质量和形态结构的广泛改变，其特点是左室壁增厚、心腔扩大，室壁厚度与左室内径平行增加，左室内径及后壁厚度比值无明显变化，属于左室非向心性肥大。肥胖病人的左室肥大与循环血容量增加、前负荷加重，使心脏负担加重处于高动力循环状态有关。肥胖病人静息状态下的左室射血分数虽然在正常范围，但可以通过运动负荷心肌核素显像发现运动时左室射血分数不能有效升高或出现异常下降。肥胖还可以在早期就引起心脏舒张功能减退，原因包括室壁厚度增加、心肌内外脂肪细胞增多沉着、顺应性降低。

34. 肥胖会引起心脏损害吗？

　　有人发现，肥胖者心绞痛和猝死的发生率比正常人提高了4倍。有的学者提出，体重超过标准体重30%者，10年之内发生冠心病的机会大大增加。这些都说明肥胖肯定会增加心脏的负担，造成心脏损害。肥胖增加心脏负担，引起心脏损害的原因主要有以下几个方面。

（1）血脂异常：肥胖者血液的甘油三酯和胆固醇处于高水平，很容易形成动脉粥样硬化，进而增加冠心病的发病率。

（2）血液总量增多：大家知道，正常人体的心脏就像一个水泵，不停地收缩和舒张，维持着血液的循环流动，人体血液的总量增多，就会增加心脏的工作负荷。肥胖者由于血液中储存了过多的脂肪，所以血液总量也相应地增加了很多。为了适应这种状态，心脏就会相应地增加收缩的力量，当心脏不堪重负时，它就无法再有效地泵血，造成血液积聚在心血管系统的状态，重者甚至出现明显的心功能衰竭。所以说，肥胖可增加心脏负担，引起心脏损害。

（3）心肌收缩能力下降：肥胖者常有心肌脂肪堆积，心室肌肉可能发生代偿性肥厚，而肥厚的心肌的弹性就会下降，心脏本身得到的血液供应也不充足，结果造成心脏功能的进一步下降。

（4）合并其他疾病：众所周知，肥胖者容易患高血压、高血黏稠度和糖尿病，这些并发症又可以进一步影响心脏，引起心脏损害。具体地说，高血压者血管经常处于收缩状况，外周阻力增大；糖尿病者血液黏稠度增加，而高血黏稠度又可增加血液流动时的阻力，这些改变均可增加心脏的负担。所以，肥胖者容易发生心绞痛、心肌梗死和心律失常，甚至猝死。

由此看来，肥胖者的心脏实在是危机四伏，真应该好好警惕，及时防治才是。有人发现，体重降低10%，冠心病的危险减少20%。

35. 肥胖会影响大脑的功能吗？

肥胖者心脏功能负荷加重，心脏收缩输出的血液达到脑组织相对减少，容易导致脑供血不足，出现精神萎靡、嗜睡、工作能力和学习成绩下降。肥胖者容易患高血压、血脂异常及糖尿病，因此患所谓的"中风"（医学上称脑卒中）的可能性增大。肥胖对大脑功能的影响可以从以下两方面进行说明。

（1）肥胖者容易发生大脑动脉粥样硬化，使大脑血管变得又硬又脆，容易在高血压的作用下发生破裂，引起危险的脑出血，严重者可危及生命。在我国，男性肥胖者脑出血的发生率是非肥胖者的3.6倍，女性肥胖者脑出血的发生率是非肥胖者的1.7倍。

（2）肥胖者血液中的组织纤溶激活抑制因子含量比普通人高，这种因子使血栓难以溶解，所以肥胖病人又容易发生脑血栓形成，造成脑梗死。据统计，中年男性体重高于理想体重的30%后，脑血管意外的机会增加了7倍之多。国外研究表明，在肥胖程度相等的情况下，腹部型肥胖者脑梗死的发生率比臀部型肥胖者高3~5倍。与非肥胖者相比，肥胖者脑卒中后的机体恢复能力明显降低。造成这种情况的原因有以下几个方面：①肥胖者多有高血压和血脂异常，血液黏稠度也高，不利于血管的疏通。所以损伤部位得不到恢复所需要的氧气和营养物质，损伤产生的有害废物也不能及时运走，不利于损伤的恢复。②肥胖者身体笨重，活动不便，肢体力量恢复过程任务艰巨。脑梗死病人功能恢复主要靠肢体活动，对肥胖者而言更加难以坚持康复性锻炼，也不利于损伤的恢复。③肥胖者多合并呼吸困难，夜间睡眠时发生呼吸暂停的机会明显增加，氧气摄入不足。加之糖、脂肪代谢异常导致的血液黏稠度增高及红细胞携氧能力下降，脑细胞可以出现不同程度的缺氧，引起嗜睡、记忆力减退、对外界刺激反应迟钝等，严重者可影响智力，甚至出现意识障碍。这也是导致脑梗死后遗症难以改善的重要原因。

36. 肥胖会影响血液系统吗?

肥胖会影响血液系统，主要体现在肥胖者存在体内代谢异常，易出现胰岛素抵抗，即胰岛素敏感性降低等，从而引起血脂升高、血液黏稠度增大、血糖升高、血压升高、血尿酸升高等，可能导致脂肪肝、糖尿病、高血压、高尿酸血症、痛风和冠心病等多种疾病的发生。临床观察中发现，肥胖者白细胞总数常常介于正常体重者高限或轻度超过正常水平，但并不伴有急性或慢性感染，也无血液病证据。进一步的研究提示，肥胖病人的白细胞总数与其体重有关，体重越重，白细胞数越多，相关性越好，具体原因尚不清楚。肥胖对血液系统及身体健康都有重大影响，肥胖人群应合理饮食、加强锻炼，减低体重。

37. 肥胖会引起高血压吗？

肥胖与高血压密切相关。流行病学调查显示，男性肥胖者的高血压发病率为 78%，女性为 64%。在原发性高血压的发生机制中，肥胖是一个主要的危险因素。肥胖儿童有时出现血压波动。20~30 岁的肥胖者，高血压的发生率要比同年龄而正常体重者高 1 倍。40~50 岁的肥胖者，高血压的发生率要比非肥胖者高 50%。有人发现，身体超重的程度与高血压的发生也有关系，体重越重，患高血压的风险也就越高。中度肥胖者发生高血压的概率是体重正常者的 5 倍多，是轻度肥胖者的 2 倍多。

肥胖者容易患高血压的原因：第一，肥胖者的血液总容量增高，心脏的输出量增多，每分钟排入血管的血量增加，这是造成肥胖者易于合并高血压的重要原因。第二，胰岛素抵抗，肥胖者易发生胰岛素抵抗，之后机体不得不分泌更多的胰岛素，促进外周组织吸收利用葡萄糖，此时会出现高胰岛素血症。高胰岛素血症能刺激交感神经，使血管收缩，从而增大了血管的外周阻力，造成血压升高。第三，高胰岛素血症也会引起肾脏对钠的重吸收增多，增加血液容量，进一步使血压升高。第四，肥胖高血压病人还容易合并血脂异常和糖尿病，加之肥胖者的体力活动相对较少，所以动脉硬化的发生风险大大提高，而变硬的血管难以随着血液的排入而扩张，导致血压进一步升高。经过减肥，肥胖者的高血压是可以明显减轻甚至完全恢复正常的。在降低血压的同时，减肥还可以减轻糖尿病和血脂异常，大大降低心脑血管疾病的危险。须注意的是，如果减肥仍不能使血压降至正常，就应该用降压药控制血压。

38. 肥胖会引起糖尿病吗？

肥胖是发生糖尿病（主要是 2 型糖尿病）的重要危险因素之一。在长期肥胖的人群中，糖尿病的患病率明显增加，可达普通人群的 5 倍以上。同时，在 2 型糖尿病病人中，80％都是肥胖者。而且，发生肥胖的时间越长，患糖尿病的概率就越大。还有，腹部型肥胖的人患糖尿病的风险远远高于臀部型肥胖的人，腰围和臀围的比值与糖尿病的发病率成正比。那么肥胖者为什么容易得糖尿病呢？

根本原因在于肥胖者体内存在着一种特殊的病理状态，叫作胰岛素抵抗。胰岛素是人体内最主要的降血糖激素。人在进食后将大量的糖吸收入血液，通过血液循环运往全身各处。只有依靠胰岛素，血糖才能进入细胞，被人体利用，同时血液中的葡萄糖，也就是血糖水平才能被胰岛素维持在一定的范围内。胰岛素首先需要与细胞膜上的胰岛素受体结合，然后牵动细胞内一系列的信号传导物质，把"糖来了"的消息一层层地传导到细胞深处，然后由细胞深处一种叫作"葡萄糖转运子"的物质调动到细胞膜表面，通过它把葡萄糖搬进细胞内，用来产生能量。一时用不了的葡萄糖就被转化成糖原储存起来。很遗憾，在肥胖者体内，上述的葡萄糖转运机制出现了很多问题，包括：①细胞表面的胰岛素受体数目有所减少，不单是脂肪细胞，还有单核细胞、红细胞等的胰岛素受体均减少。②单个受体的功能也有所下降。③胰岛素与细胞的结合力下降。肥胖者的高脂肪膳食既影响细胞内葡萄糖代谢，也影响胰岛素与细胞的结合力，可能是高脂肪膳食改变了细胞膜上的膜糖化蛋白或膜脂质，使细胞与胰岛素的结合能力下降。④受体被胰岛素激活后，向细胞深处传导信号的功能受到损害。⑤葡萄糖转运子的数目减少，功能减弱。⑥肝脏将葡萄糖转化成糖原并储存起来的功能有所不足。

由于上面各种原因，细胞对胰岛素的作用产生了抵抗，血液中的葡萄糖就很难进入细胞内。早期肥胖者的胰岛素分泌功能虽然还正常，但是由于胰岛素抵抗，胰岛素作用的效率就下降了。为了克服胰岛素抵抗，胰腺就会大量合成胰岛素，造成肥胖者血胰岛素水平大大高于普通人，这就是所谓"高胰岛素血症"。肥胖早期还可以勉强通过高胰岛素血症来把血糖维持在正常范围，随后就有可能由于过度工作，胰腺合成胰岛素的功能渐渐衰竭，胰岛素的生成就渐渐不足以把血糖降低到正常范围，于是就出现了糖尿病。所以，肥胖是很容易造成糖尿病的。值得注意的是，有效的减肥可以预防糖尿病的发生，也可以明显减轻糖尿病。

39. 肥胖会引起高脂血症吗？

高脂血症俗称高血脂，肥胖者更易患高脂血症。高脂血症是指血液内的脂质成分含量过高的一种疾病。人血液中的脂质主要包括脂蛋白（含有胆固醇及甘油三酯）、磷脂及糖脂，分别是脂类与蛋白质、磷或糖类结合的产物。任何一种或几种脂类高过正常范围，都属于高脂血症。脂质本身是不能溶解在血液中的，它们必须和某些特殊的蛋白质结合在一起，形成脂蛋白后才能够进入血液，所以高脂血症又称高脂蛋白血症。因为这些特殊的蛋白质是脂类的载体，所以被称为载脂蛋白。按照分子大小的不同，脂蛋白可以分为四种：乳糜微粒、高密度脂蛋白（HDL）、低密度脂蛋白（LDL）和极低密度脂蛋白（VLDL）。低密度脂蛋白和极低密度脂蛋白异常增高对人体是有害的，是"坏的"脂蛋白；而高密度脂蛋白则有利于脂类代谢及血管壁上的脂肪斑块的消除，是一种"好的"脂蛋白，如果高密度脂蛋白低于正常，同样对健康非常不利。肥胖者，特别是腹部型肥胖者，比普通人更容易出现高胆固醇血症、高甘油三酯血症，以及低密度脂蛋白和极低密度脂蛋白异常升高，而高密度脂蛋白反而降低，可以说是该高的不高，该低的不低。有人观察到，肥胖者的血脂水平，是正常成人的15倍。曾有调查指出，肥胖者血脂异常的检出率为23%～40%。重度肥胖者中，血脂异常率可达到70%。

肥胖者容易患高脂血症的原因目前还不十分清楚，可能的原因有如下几点：①进食脂肪多。②肥胖者运动量相对较少，脂肪代谢较少，造成体内脂肪储存多。③胰岛素抵抗导致的高胰岛素血症可加重高脂血症，肥大脂肪细胞膜上胰岛素受体减少，受体对胰岛素敏感性降低，使脂蛋白酯酶活性下降，肝脏甘油三酯酶活性和低密度脂蛋白受体活性均下降，极低密度脂蛋白增高及其清除障碍，以及高密度脂蛋白减少等因素，导致脂肪代谢紊乱。

肥胖者的高脂血症是可以通过适当的运动和饮食调节得到控制的，但是相当一部分病人仍然需要服用降脂药物来把血脂降低到正常。

40. 肥胖与痛风有什么关系？

肥胖者痛风的发病率明显高于正常人。痛风是一种代谢障碍性疾病，是由于体内核酸中嘌呤代谢障碍，尿酸生成过多或排泄减少，引起尿酸浓度增高，尿酸结晶沉淀到软组织所致。和肥胖一样，随着人民营养水平的提高，痛风的发生率也逐年增加。尿酸是嘌呤的代谢产物，而嘌呤又是体内核酸代谢的产物。嘌呤是食物中一种重要成分，动物的心、肝、肾等内脏，鱼子、沙丁鱼、蚝等海产品，以及酵母等中含有较多量的嘌呤或嘌呤前身物（表4-1）。嘌呤在血液中转化为尿酸，大部分通过肾排出体外。如果尿酸的生成量超过了排出量，血液中的尿酸水平就会升高，最终形成结晶并沉积在组织内，主要沉积在关节与软骨处，发生炎症反应，造成痛风。痛风急性发作时可出现关节的红肿、剧痛，以踇趾最为常见，还会有寒战和高热，严重影响病人的生活质量。尿酸还可沉积在肾，造成慢性肾炎或肾结石。

肥胖者痛风的发病率较非肥胖者高3倍，而且血尿酸水平与体重、体重指数均成正比，也就是说体重越大，体重指数越高，血尿酸水平越高。肥胖可以从以下两方面影响血尿酸水平：①肥胖者的饮食结构中含有过多的高嘌呤饮食，如动物内脏、海产品、大豆等，另外肥胖者的食量也比普通人大得多，所以嘌呤的摄入量就多得多，尿酸的合成也相应增加。②肥胖者存在胰岛素抵抗，可导致肾对尿酸的清除率下降，尿酸的排出减少。以上两方面原因结合在一起，使得肥胖者的血尿酸水平容易高于普通人，所以肥胖可以引起痛风。

表4-1　食物中嘌呤的含量（每100克食物中含量）

嘌呤含量	食物
生成微量嘌呤食物	奶类、蛋类、水果、蔬菜（下列量多者除外）、精制谷类、可可、咖啡、茶、果汁
含中等量嘌呤食物（75毫克）	龙须菜、菜豆、蘑菇、菠菜、豌豆、麦片、海鱼、鸡肉、羊肉
含75~150毫克嘌呤食物	牛肉、牛舌、猪肉、鸭肉、鹅肉、鸽肉、鲤鱼肉、干豆类、鸡肉、鸡肉汤
含150~1000毫克嘌呤食物	牛羊内脏、沙丁鱼、鱼子、浓肉汤、肉精

41. 肥胖者更易患脂肪肝吗？

大约有一半的肥胖者患有脂肪肝。脂肪肝又称肝脂肪变性，是过多的脂肪堆积在肝脏内形成的一种疾病。正常的肝脏内仅仅含有小量脂肪，占肝脏体积的4%~7%，其中一半为甘油三酯，另一半为磷脂酰胆碱和胆固醇。肝脏是把血液中的脂肪酸合成为甘油三酯的场所，然而肝内并没有多少多余的空间来储存它。所以甘油三酯一经合成，就与载脂蛋白结合为脂蛋白，主要是极低密度脂蛋白，并释放入血液。然而肥胖者，甘油三酯合成与转运之间的平衡发生了失调，一方面肥胖者食用较多的高脂肪食物，进入肝脏的脂肪和脂肪酸过多，所以肝脏合成的甘油三酯也多；另一方面，肥胖者血液内的极低密度脂蛋白含量过高，导致肝脏内合成的极低密度脂蛋白难以输出到血液中，所以大量的甘油三酯堆积在肝脏内，结果就形成了脂肪肝。

患有脂肪肝后，早期轻度脂肪肝可没有症状，只是在体检时做 B 超检查时发现，但随着脂肪堆积程度的加重，可渐渐出现全身乏力、食欲缺乏、腹胀、肝区不适等表现，转氨酶水平轻度升高。这时候病人应该前往医院。轻、中度脂肪肝多数是可逆的，经过减肥及调整营养平衡，脂肪肝可以减轻甚至消失。但是如果掉以轻心，发展下去则可能合并脂肪性肝炎，到后期甚至会导致肝硬化，严重危害人体健康。

 ## *42.* 肥胖者更易患胆石症吗？

胆石症是胆汁中某种有机成分或无机盐类由溶解状态析出、沉淀，并在胆道系统中任何部位（胆管或胆囊）内形成结石的一种疾病。按结石所在部位，胆结石可分为胆囊结石、胆总管结石及肝内胆管结石。按照组成成分的不同，胆结石主要可分为胆固醇结石与胆色素结石。人体内的胆固醇最主要的排出途径，就是溶解在胆汁里，通过胆道排泄到肠道，进而经由粪便排出体外。如果体内胆固醇过多，或是胆汁的成分有所变化，胆固醇就会沉积到胆道里，形成结石。

肥胖者容易患胆固醇结石是由两个原因造成的：一方面是肥胖者体内的胆固醇比普通人多得多。肥胖者往往爱吃高胆固醇食物，加上自身合成的内源性胆固醇也多，每增加 10 千克的脂肪组织，每天就会多合成胆固醇大约 200 克，相当于多吃一个鸡蛋所含的胆固醇。另一方面，肥胖者胆汁内的磷脂和胆汁酸的含量也有改变，就使得胆固醇在胆汁里容易达到过饱和状态，就容易沉积到胆道里，形成结石。在体重增加大于理想体重的 50% 后，有临床症状的胆石症可增加 6 倍之多。

胆石症病人病情较轻时可无症状，稍重时可表现为食欲缺乏、右上腹不适乃至疼痛，进食油水较大的食品后明显加剧。当结石堵塞胆道或胆囊口时，可能引起急性胆囊炎，病人腹痛难忍，并向右侧腰腹部放射，可伴有呕吐、发热，甚至危及生命。所以，肥胖者若想少受胆石症之苦，还是应该少吃高胆固醇的食物，同时必须积极减轻体重。

43. 肥胖与呼吸困难有什么关系？

生活中经常可以看见肥胖者动不动就气喘吁吁。的确，肥胖者发生呼吸困难的现象十分常见，但是程度有轻有重。轻者自己没有感觉，仅在呼吸功能检查时才有异常表现；重者则可有严重气短。肥胖者容易发生呼吸困难的原因是他们的胸腔、腹腔有大量的脂肪沉积，一方面导致胸腔容积缩小，膈肌运动受限，导致肺部通换气受限；另一方面导致呼吸时的负担明显加重，也减弱了呼吸肌的功能。肥胖者的气管和咽喉等气道中也有局部脂肪沉积，阻塞了气道的通畅。所以肥胖者的呼吸往往又浅又快。肺里的空气和血液循环之间的气体交换主要发生在肺的下部，而肥胖者腹部脂肪很多，难以进行腹式呼吸，经常只能用肺的上部呼吸，无法充分利用肺下部的气体交换能力，所以肥胖者气体交换的效果也很差。

由于上述几个原因，肥胖者容易出现呼吸方面的问题，甚至引起较为严重的后果，包括：①低氧血症，严重时还会有高碳酸血症。大家知道，氧气是人体各个器官进行生理活动的必需物质，而二氧化碳则是人体新陈代谢产生的有害废物，所以低氧血症和高碳酸血症都对人体非常不利。②夜间睡眠呼吸暂停综合征。这是因为肥胖者气道阻塞严重，在平躺睡眠时更为严重；加上入睡后神经兴奋性降低，所以造成了睡眠过程中间断的呼吸暂停。有夜间睡眠呼吸暂停综合征的人严重缺氧，睡眠效果极差，白天乏力、嗜睡，严重者可进一步出现真红细胞增多症、肺动脉高压、肺源性心脏病（肺心病）等并发症，甚至右心衰竭而危及生命。③肺栓塞。肥胖者比普通人更容易出现肺栓塞，这是因为肥胖者容易患下肢血栓性静脉炎，下肢血栓一旦脱落，就很容易沿着血液循环进入肺部，堵塞肺动脉。肺动脉被阻塞后，肺的血液供应立刻断绝，可造成生命危险。所以肥胖者如果出现急性呼吸困难，还伴有胸痛、咯血等症状时，应该警惕肺栓塞的可能性，须立刻就医。

经过有效的减肥，肥胖者的呼吸困难通常可以有效缓解。如果呼吸系统疾患特别严重，则需要找医生用药物治疗，或用机械辅助呼吸。

 ## 44. 肥胖者的胃肠道有什么特点？

常常会听到肥胖者的叹息："我之所以吃得多，是因为我的胃比别人大得多。"的确，肥胖者的胃肠道确实和正常人有所不同，表现如下。

（1）肥胖者胃的容量比普通人大，能装更多的食物。

（2）肥胖者进食后的胃排空速度也较普通人快，也就是食物从胃通过，进入肠道的速度更快，这样就更加容易产生饥饿感。但是经过节制饮食，减轻体重后，可以恢复到正常水平。

（3）肥胖者进食后的胃液分泌能力及胃酸的分泌量都比正常体重者低一些。但是，用一种叫促胃液素的激素刺激后，肥胖者的胃酸分泌反而高于正常体重者。这说明肥胖者分泌胃酸的功能并未丧失，而是受到了某种抑制。肥胖者血液胃泌素水平并不低于正常人，但抑制胃酸分泌的抑胃多肽（血管活性肠肽）水平显著增高。肥胖者这种胃肠功能变化似乎是对肥胖者多食的一种适应性（多吃快排）和调整性（减少胃酸分泌、抑制食物的吸收改变）。抑胃多肽的升高可能与肥胖者血糖、血脂、胰岛素水平升高有关。

（4）肥胖者的胰岛及胃肠道激素水平有所改变。与消化有关的胰岛和胃肠道激素包括胰岛素、胰高血糖素和胰多肽等。肥胖者胰岛和胃肠道激素的改变，主要表现为对胰岛素反应不佳，产生了胰岛素抵抗，进而导致了高胰岛素血症。在有些肥胖者体内，胰岛分泌的胰高血糖素水平也有所增高。由于胰高血糖素是主要的升糖激素，可以对抗胰岛素的作用，所以肥胖者胰高血糖素的升高，可能也是对胰岛素抵抗及高胰岛素血症的反应。有人则怀疑，肥胖者体内同时也有对胰高血糖素的抵抗，所以导致胰高血糖素的升高。肥胖者的胰多肽水平比普通人低，而且对进食的反应较差。由于胰多肽的功能是引起饱足感，所以胰多肽水平低可能是肥胖者食欲旺盛的原因之一。

 ## 45. 为何肥胖者常伴下肢水肿？

下肢水肿一般是由肾功能不全、肝功能不全、心功能不全、药物等因素引起。肥胖者更容易出现下肢水肿，尤其是女性，只要体重超过标准体重的20%，就可能出现下肢水肿。病人的下肢不仅增粗，而且用手指在皮肤上一按，可以出现一个坑儿，很长时间才能复原。有的病人水肿可随着月经变化，月经前期水肿明显加重。有的病人甚至在其他部位，如眼睑、腹部及乳房部位出现水肿。

肥胖者发生下肢水肿的原因是：正常人血管内的血液与血管外的组织液之间，存在着一个压力的平衡，所以组织间隙内只有一定量的水分，不会表现为水肿。当血管内外的液体压力平衡受到破坏，血管里的水分过多地流出到组织间隙里，结果就发生了水肿。肥胖者下肢的脂肪组织增多，可以减弱对于浅静脉的支持作用，使得血管容易扩张，对水分的通透性增加，水分容易渗出到组织间隙。下肢脂肪组织增多，还可以减弱肌肉对于静脉回流的协助作用，使得静脉内压力增大，把血管内的水分压出到组织间隙里面，也是造成水肿的原因之一。另外，雌激素是在脂肪组织内产生的，肥胖女性体内常有雌激素水平过高的表现，这也可引起毛细血管的通透性增加，促使水分外流，加重水肿。所以女性病人的水肿在月经前期可以明显加重。由于重力的作用，这种下肢水肿可以随着直立活动的增多而加重，平卧休息后可以减轻。严重的病人甚至因为过多的水分流到血管外面，血液容量减少，所以要大量补充水分。因为水分潴留太多，体重就增加了，晚上体重可以比早上增加一千克之多。应该说明的是，这种水肿是生理性的，可以靠减肥来得到控制。运动可以增强肌肉对于静脉回流的协助作用，有助于减轻下肢水肿。

46. 肥胖与骨关节疾病有什么关系？

有人说肥胖百害，唯有一利，那就是肥胖者骨质疏松比较轻。这有一定道理，但也只是看到问题的一个方面。从另一方面来看，肥胖也会引起骨关节疾病。

肥胖可能引起骨关节疾病主要有 3 种：骨性关节炎、糖尿病性骨关节病和痛风性骨关节病。其中，发生最多、危害最大的是骨性关节炎。骨性关节炎多发生在可活动的关节，是一种慢性退行性疾病。它的表现包括关节面软骨的退化与磨损，以及关节面上的骨刺和骨囊肿的形成等。肥胖引起的骨性关节炎主要影响到膝关节，大多呈膝内翻畸形，重力负荷集中到膝关节中间部分的软骨上，容易发生退行性改变，此外，还可影响髋关节及手指关节等。骨性关节炎在肥胖女性中比肥胖男性中发生率要高。对一组中年女性的研究表明，肥胖者患双膝骨性关节炎的危险性比普通妇女高 18 倍之多。而患有骨性关节炎的中年女性中，65% 可能由肥胖引起。

肥胖引起骨性关节炎的机制尚不清楚，目前认为可能有以下 3 种原因：①肥胖者体重增加，加重了关节面的负荷，使得关节结构加速磨损、老化，引起变形性关节炎。②肥胖可通过其他代谢并发症间接影响关节，如糖耐量受损、血脂异常。③肥胖者往往饮食不合理，也会影响到关节，如高脂肪饮食不但可引起肥胖，而且可以对骨、软骨及关节结构造成不良影响。

骨性关节炎是引起残疾的最主要原因。有些病人因为关节疾病非常严重，不得不动手术换上人造膝关节或人造髋关节，这些人中相当一部分是因为骨性关节炎。肥胖是骨性关节炎的重要危险因素，而且这种因素比其他危险因素容易去除。减肥是否能改善已经出现的骨性关节炎，目前还不能肯定；然而减肥肯定可以预防骨性关节炎的发生。有一项研究表明，10 年内减肥 5 千克，可以使骨性关节炎的发病危险降低 50%。

 47. 肥胖会导致扁平足吗？

扁平足是骨、韧带、肌肉生理异常导致足弓出现塌陷或消失的疾病。扁平足的发生与遗传因素、先天性足骨畸形、足部外伤或慢性劳损、足内在肌或外在肌力弱或麻痹痉挛有关。除去遗传和先天因素，肥胖病人尤其是青少年肥胖病人，由于骨骼发育尚未成熟，如果身体过于肥胖，会使足弓肌肉受压，足部骨骼承受过大的压力，导致足弓发育不良，可能发生扁平足。对于成人，虽然足弓发育已经完成，但是由于肥胖而出现足部外伤和慢性劳损的概率较正常人增高，而且厚厚的脂肪也会覆盖部分足弓，也有可能发生扁平足。

 48. 肥胖对皮肤有影响吗？

肥胖者的皮肤确实更容易出现病变，主要是黑棘皮病。黑棘皮病表现为某些部位的皮肤色素过度沉着，颜色可能变成黑色、棕色或褐色，可能伴有皮肤干燥，表皮粗糙而逐渐增厚。黑棘皮病好发于颈部、腋下、腹股沟（大腿根）、肘关节及手背的指关节等处的皮肤，以皱褶处最为常见。肥胖者多为假性黑棘皮病，与胰岛素抵抗及 2 型糖尿病有关，所以如果出现肥胖，而且有黑棘皮病，那么一定要检查是否同时患有糖尿病。另外，肥胖者往往更加容易发生皮肤感染，一是真菌感染，也就是我们通常说的"癣"；二是化脓性感染，如毛囊炎，也就是"疖"。肥胖者好发感染的原因是他们体虚多汗，皱褶部位易发生浸渍，进而发生皮肤感染。而且肥胖者皮肤薄弱，非常容易擦伤，皮肤表浅静脉过度充盈，血液回流功能差，加上肥胖导致的全身免疫功能的下降，所以容易感染。肥胖者容易出现毛囊炎的另一个原因是肥胖者皮肤会分泌更多的油脂，容易堵塞毛囊旁边的皮脂腺的出口，使细菌非常容易在毛囊内繁衍，造成毛囊感染。严重时甚至可以引起败血症，发生全身病变。治疗时除局部涂擦皮肤科外用药外，少吃油脂食物以减少油脂分泌也很重要，还需要注意皮肤的卫生。肥胖者皮肤还可能发生膨胀纹、多发性脂肪瘤等问题。

49. 肥胖会影响生长发育吗？

很多家长有这样一种观念：我的孩子虽然胖一点，但是这正说明我的孩子营养好，营养好就有利于孩子的生长发育。其实这种观念是不正确的。儿童肥胖可以给生长发育带来一系列的问题。小儿早期肥胖会使其开始行走的时间推迟，且常因为体重过重，加上缺钙，容易发生膝内翻（X 形腿）、膝外翻（O 形腿）及扁平足等畸形。早期肥胖还可以使生长加速，尤其是骨头的生长变快，导致骨年龄提前，然而这样有可能导致骨发育过早停止，骨骺过早闭合，从而使肥胖儿童小的时候显得比较高，到了别人蹿个时反而长得慢，最后的个头反而不如体重正常的儿童。在肥胖儿童体内，生长激素的水平并不高，其至偏低，而游离的胰岛素样生长因子-1的水平增高，这很可能是肥胖儿童小时候生长过快。

肥胖对青春期发育也有很大影响。肥胖女孩可出现青春期提前，乳腺发育和月经初潮过早出现，可能比普通儿童提前1~2年，而青春期提前往往伴随着生长潜能受损，身高发育受到影响。当她们成年以后，容易发生排卵障碍、月经不调、卵子发育不良、雌激素和孕激素水平低下、闭经等疾病，严重者可能出现不孕。肥胖男孩的情况则较为复杂。肥胖男孩既可以出现早熟，又可能出现青春发育延迟。严重肥胖者多见青春发育延缓。乳腺发育是肥胖男孩的最大麻烦。不少正常男孩在青春期也有乳房发育，但不严重，而且2~3年就缓解了。肥胖男孩乳房发育的发生率明显高于普通男孩，而且消退得要晚得多。有人观察发现，肥胖男孩中睾丸萎缩、阴茎短小、前列腺发育较差者常见。这样的儿童长大成人后容易发生性功能减退。肥胖儿童青春发育异常的原因尚不清楚。最新研究表明，瘦素水平的变化很可能是肥胖影响青春期发育的一个重要机制。

50. 肥胖会影响智力发育吗？

肥胖可能会影响到智力，具体需要根据肥胖程度和身体承受能力决定。轻度肥胖一般不会对智力造成影响，但如果是重度肥胖，就可能会对智力发育有所影响。有些家长往往会这样想，为了让孩子聪明，就得给他补足营养，结果把孩子喂养成了个小胖墩，还觉得是一种成果——这下孩子的营养够了，一定能聪明。殊不知结果往往适得其反，因为肥胖可能会影响孩子的智力发育。一方面肥胖容易导致血液黏稠度增高、红细胞携氧能力下降以及呼吸困难，使脑细胞出现不同程度的缺氧，可造成肥胖儿嗜睡、对外界刺激反应迟钝、记忆力减退等，进而影响智力发育。另一方面是心理因素，肥胖儿的行动可能相对笨拙，容易产生自卑心理，他们在集体活动或游戏中往往处于不利地位，甚至采取退缩态度，结果肥胖儿得到行为锻炼的机会就相对较少，这也会影响其智力发育。

51. 肥胖会影响性功能吗？

肥胖对性功能是有一定影响的。主要有以下几个方面原因：①肥胖可降低雄激素水平。对于肥胖男性而言，重度肥胖者体内的游离睾酮（具有生理活性的那一部分雄激素）水平较正常人低，而且在做兴奋试验时的升高程度也远远不如正常人。另外，雌激素是在脂肪组织内产生的，脂肪组织越多，雌激素合成就越多，所以肥胖男性体内的雌激素水平比正常男性要高，少数人甚至可以因此而产生阳痿、乳房发育等女性化表现。所以总体而言，肥胖男性的性欲及性功能有可能下降。②肥胖可引起多种慢性疾病影响性功能。肥胖者多合并有糖尿病或高血压等疾病，糖尿病并发症可使病人末梢神经受损、动脉硬化，而导致阴茎深动脉供血不足，也可继发阳痿等，影响性功能。肥胖女性由于体内胰岛素水平比较高，而高胰岛素血症可以刺激卵巢产生过多的雄激素，所以体内的游离睾酮水平可能比普通女性高，导致女性出现多毛等男性化表现，还可引起月经紊乱、排卵障碍，甚至闭经、不孕症，对性功能产生影响。③肥胖可加重性生活难度。肥胖者因为超重可引起关节退化，以及体形的原因对性交体位的选择有所限制，影响性生活的质量。④肥胖可带来不良心理问题。肥胖者因体形原因可在社交、恋爱、结婚等方面缺乏自信，而且肥胖者往往容易合并黑棘皮病，表现为脖子、腋下和大腿根部皮肤又黑又粗糙。肥胖女性的皮肤还容易出现真菌感染、毛囊炎，再加上男性化表现，非常影响女性的容貌，对性生活造成不良的心理影响。对于过度肥胖者来说，减轻体重是非常重要的，随着肥胖程度的减轻，可以改善性功能及对性的自信力。

52. 肥胖会影响生育吗?

　　肥胖对生育有很大的影响。肥胖是造成女性不孕症的一个重要原因。据调查,在体重指数大于 25 的女性中,由不能排卵造成的不孕症者比普通妇女多一倍。另外,女性如果是腹部型肥胖,那么就更加重了不孕症的可能性。有人计算过,腰围/臀围比每增加 0.1,受孕的概率就会减少 30%。

　　肥胖女性不孕的主要原因是肥胖影响到了与排卵、受孕有关的内分泌激素。肥胖者多存在胰岛素抵抗和高胰岛素血症,也就是肝脏、肌肉等组织对胰岛素的反应不敏感,所以胰岛就要制造过多的胰岛素来补偿。然而,卵巢对胰岛素的反应要比肝脏和肌肉敏感得多,这样一来,高胰岛素血症在卵巢的作用就过分强烈,可以刺激卵巢分泌过多的雄激素,从而导致月经异常、排卵障碍,进而影响生育。最近的研究提示,肥胖基因的表达产物瘦素也很可能与不孕有关。科学家在老鼠身上破坏了肥胖基因后,使得瘦素无法产生,老鼠就会发胖,同时也会造成不孕。给这种老鼠人工加进去瘦素后,就可以恢复生育能力。人的情况与老鼠不同,多半是对瘦素抵抗,而不是瘦素缺乏。对无排卵性不孕女性的研究发现,她们体内的瘦素水平高于普通人,但对瘦素反应不好,可能存在着瘦素抵抗,这也提示人类的无排卵性不孕和瘦素有关系。过于肥胖,分娩难度也会加大,可能会造成难产。而男性出现肥胖症,可能会影响精子的质量,导致精子活动量力下降、精子数量减少等,从而影响正常的生育。

53. 肥胖与癌症有什么关系?

　　肥胖并不会直接引起癌症,但是肥胖是有可能诱发癌症的,所以肥胖者比普通人更容易患很多种癌症。在日常生活中,经常看见晚期癌症病人极度消瘦，所以人们往往容易得出一个错误观念，认为瘦人更加容易患癌症。其实情况并非完全如此，癌症病人极度消瘦，主要是患癌症后长期消耗的结果，而不是得病以前一定是瘦人。反而肥胖者比普通人更容易患许多种癌症。根据流行病学调查的结果，肥胖女性更加容易患卵巢癌、子宫内膜癌、膀胱癌和绝经后乳腺癌。而且，腹部型肥胖女性更易患绝经后乳腺癌。肥胖男性则更加容易患前列腺癌。另外，只要是肥胖者，无论男女都更加容易患结肠癌及直肠癌。肥胖的程度越严重，以上几种癌症的发生风险就越高。

肥胖者容易患癌症的原因，主要是肥胖者多存在高胰岛素血症及高胆固醇血症，使得机体的免疫力下降。一般在人体内细胞发生癌变的时候，由于癌细胞表面存在一种叫作抗原的特异性识别物，机体的免疫系统会识别这些特异的癌抗原，进而杀灭它们，使人体免受癌症的侵害。肥胖者的免疫功能减弱，识别和杀灭癌细胞的能力就相对下降了，所以癌症的发生率就相对上升。肥胖者易患癌症的另外一个原因是肥胖引起的内分泌失调，增加了细胞发生突变的可能性。女性体内的雌激素是在脂肪组织内产生的，脂肪组织越多，雌激素合成得越多，所以肥胖女性体内的雌激素水平比普通女性要高。而过高的雌激素是造成某些癌症的元凶。如雌激素的水平越高，患子宫内膜癌和绝经后乳腺癌的风险就越大。所以肥胖女性患这两种妇科肿瘤的危险性较正常者要大得多。因此，在日常生活中，应当避免过量食用高脂、高盐、高糖的食物，均衡饮食，防止肥胖程度加重，这对于身体健康和身体保养有较大的好处，还要定期到医院体检。

54. 甲状腺功能与肥胖有何关系？

甲状腺位于颈前部，主要功能是分泌甲状腺激素。甲状腺激素主要有两种，一种是三碘甲状腺原氨酸（简称 T_3），另一种是甲状腺素（简称 T_4），它们对人体起到重要的调节作用。甲状腺激素的功能主要表现在两个方面：一是促进细胞组织的生长发育和成熟；二是调节体内多种代谢功能，尤其是脂肪代谢。它们对脂肪分解的作用强于对脂肪的合成作用。所以，当甲状腺素分泌过多时，也就是患有甲状腺功能亢进症（简称甲亢）时，病人往往出现消瘦。而甲状腺素分泌过少时，也就是患有甲状腺功能减退症（简称甲减）时，病人有可能出现肥胖，不少甲减病人还有血脂异常。

甲减引起肥胖的机制主要是缺少甲状腺素，脂类的合成和降解都受到抑制。也就是说，脂类虽然合成得少了，但消耗得更少，总的结果是脂肪堆积、血脂升高。另外，甲减病人能量消耗下降，体力活动减少，情绪抑郁，都会导致肥胖。值得注意的是，虽然大部分甲减病人都有体重增加，然而只有一小部分是真正的肥胖，多数甲减病人并不是体内脂肪堆积的增多，而是因为甲减导致了水分储存在体内，所以增加的体重其实是水分。这种水分中含大量蛋白质，所造成的水肿是不可凹性的，也就是说虽然水肿，但用手指按压时不出坑儿。给这一部分病人补充甲状腺素后，体内潴留的多余水分可以迅速排出体外，体重可以迅速下降，甚至恢复病前水平。但如果病人的体重增加是由于脂肪沉积的话，那么补充甲状腺素后，体重是不会立刻恢复到病前水平的。

55. 肾上腺皮质功能与肥胖有何关系？

肾上腺，顾名思义，位于双肾的上方，是人体非常重要的内分泌器官。肾上腺可以分泌多种重要的激素，调节人体的生理活动。肾上腺的结构像个包子，由外面的肾上腺皮质包裹着里面的肾上腺髓质。肾上腺皮质分泌三种激素：糖皮质激素、盐皮质激素以及性激素。其中和肥胖有关的主要是糖皮质激素，而最重要的糖皮质激素就是皮质醇。皮质醇是人体生存必不可少的重要激素，可以帮助人体应对紧急情况，增加对炎症的抵抗力，调节人体的新陈代谢等。皮质醇对脂肪代谢有很大的影响，但是皮质醇对于脂肪的影响与脂肪的种类以及脂肪的分布有关系。对于躯干中线部位的脂肪，皮质醇有促进脂肪合成的作用；而对于四肢远端的脂肪，皮质醇则有加速其分解的作用，从而改变脂肪在身体上的分布情况，使脂肪主要集中在躯干部位，如胸腹部、后颈部、锁骨上以及腹腔内的肠系膜等处，而四肢的脂肪堆积相对较少，两者比例严重失调，表现为腹部型肥胖。所以，当某些原因造成皮质醇分泌过多，也就是患了皮质醇增多症（又称库欣综合征），主要的临床表现就是腹部型肥胖。有的病人最早发现的异常表现，就是觉得穿裤子的时候"裤腰越来越紧，裤腿越来越松"，形象地表现了腹部型肥胖的发展过程。

那么，单纯性肥胖，尤其是腹部型肥胖的病因中，是否也有轻微的皮质醇改变呢？目前这方面已经有了许多研究，有人认为单纯性肥胖有轻微的皮质醇增高，从而抑制大脑内的促肾上腺皮质激素释放激素（CRH），进而兴奋神经肽Y，增加能量摄入，从而导致肥胖。另外也有人发现，脂肪细胞分泌的瘦素可以抑制肾上腺皮质的功能，而单纯性肥胖的人对瘦素有抵抗，所以怀疑瘦素因为遭到抵抗而减轻了对肾上腺皮质的抑制作用，从而引起肥胖。然而这些猜想还没有得到最后的证实。无论如何，应该注意鉴别单纯性肥胖和皮质醇增多症，因为两者的临床表现有时非常接近。而且，皮质醇增多症大多数是由脑垂体或肾上腺的肿瘤引起，多数可以通过手术治愈，所以更加值得明确诊断。

56. 肥胖对儿童有什么影响？

肥胖可以给儿童带来许多身体危害，主要有以下几个方面。

（1）肥胖婴儿学会走路比正常婴儿晚，而且因为关节部位负重过大，关节容易磨损而导致疼痛，还容易发育成扁平足、膝内翻或膝外翻以及髋关节内翻等畸形。而且肥胖儿童行动笨拙，容易发生意外事故。

（2）肥胖儿童易出现高血压、血脂异常及糖代谢异常，严重者可以发生2型糖尿病，从而加速动脉硬化的形成，使得成年后心脑血管病发病提前。需要强调的是，过去流行的观点是，青少年糖尿病都是1型糖尿病。然而目前儿童中发生的2型糖尿病者正以惊人的速度增长。据美国辛辛那提儿童医院统计，该医院从1982年到1995年，儿童2型糖尿病患病人数增长了10倍，且目前10~19岁新诊断的糖尿病病人中，2型糖尿病已经占到33%。儿童糖尿病的类型与肥胖明显有关。有人发现，2型糖尿病儿童的平均体重指数是25.0±1.1，而同龄的1型糖尿病儿童的平均体重指数仅仅是20.0±0.8。肥胖显然容易导致儿童2型糖尿病。

（3）肥胖可能导致儿童呼吸困难，使他们更加容易发生肺炎、支气管炎。严重肥胖的儿童可出现睡眠呼吸暂停综合征，患儿睡着后呼吸的间隔时间延长，导致红细胞携氧能力下降，脑细胞可以出现不同程度的缺氧，造成患儿嗜睡、记忆力减退、对外界刺激反应迟钝，严重者甚至影响智力发育。

（4）其他可能的并发症：包括脂肪肝、胆石症以及发育异常等。

（5）除了上述身体危害以外，肥胖还对儿童造成心理方面的消极影响。肥胖的儿童更多地表现出抑郁和自卑，这种心理状态会阻碍儿童的智力潜能发挥，降低其社交能力和学习能力，影响将来的升学、就业和生活。

（6）比起普通儿童来，肥胖儿童更加容易在成年期发生肥胖。青春期肥胖者有80%成年后仍然肥胖。而且这些自幼肥胖者比起成年后才发胖者，患并发症及死亡的风险都明显增高。

 57. 肥胖对女性有什么影响？

女性肥胖，除了带来肥胖的共同危害之外，还有其特殊性。共同危害主要指的是肥胖带来的并发症，如高血压、胰岛素抵抗、糖尿病、血脂异常、冠心病、肺功能不全、胆石症、痛风等。特殊性则是女性的生理特点决定的。肥胖女孩可以出现青春发育提前、月经初潮过早出现，以及乳腺发育过早等。对成年女性而言，肥胖会增加女性患癌症的风险。女性体内的雌激素是在脂肪组织内产生的，脂肪组织越多，雌激素合成得越多，患子宫内膜癌和绝经后乳腺癌的风险也就越大。雌激素增多还可能导致或加重下肢水肿。另外，由于肥胖女性体内胰岛素水平显著增高，高胰岛素血症可以刺激卵巢产生过多的雄激素，所以体内的游离睾酮水平可能比普通女性高，过高的雄激素可导致女性出现多毛等男性化表现，还可引起月经紊乱甚至闭经、不孕，严重的可以发生多囊卵巢综合征。肥胖容易导致女性不孕，即使怀孕，也容易出现妊娠并发症，如妊娠高血压、妊娠糖尿病，还容易出现胎儿的发育异常、胎位异常，进而出现难产。肥胖女性的腹壁脂肪过厚，给医生的产前检查造成困难。如果需要做剖宫产术，手术操作也很不方便。总之，肥胖会给女性带来许许多多的麻烦。

58. 妊娠期肥胖对身体有影响吗？

很多女性认为，在妊娠期应当给胎儿补足营养，所以尽量多吃，而且变着花样吃油吃肉，结果体重猛增。殊不知肥胖女性在整个妊娠、分娩过程中，可能会碰到许许多多的麻烦。

（1）妊娠期肥胖对母体有危害：首先，肥胖孕妇出现妊娠并发症的概率明显增高。据统计，在体重超过 90 千克的孕妇中，75% 会发生妊娠并发症。其中，最多见也最危险的是妊娠高血压，占总数的 43.6%，严重者甚至需要终止妊娠。其次，肥胖孕妇还容易患妊娠糖尿病。妊娠期是女性一生中最容易发生糖尿病的阶段之一，对于肥胖女性更是如此，导致流产甚至死胎的发生率大大增加。妊娠糖尿病可造成胎儿体重过大或胎位不正，加上肥胖导致孕妇腹肌无力，所以还容易造成难产。最后，肥胖女性的腹壁脂肪过厚，给医生的产前检查造成困难。如果需要做剖宫产术，手术操作也很不方便。

（2）妊娠期肥胖对胎儿有危害：如果孕妇肥胖，则胎儿的流产率、死胎率、畸形率、发育异常率，都比正常孕妇的胎儿有所增加。妊娠期肥胖还容易引起妊娠糖尿病、妊娠高血压等，可造成胎儿宫内缺血、缺氧，进而增加胎儿生长发育受限的风险，也会增加巨大儿的风险；此外，如果孕妇肥胖，体质明显下降，抗病能力不足，容易罹患各种感染，尤其是病毒感染，增加了胎儿宫内感染的风险。

因此，妊娠期女性应该注意合理饮食、适当运动，勿使体重增长过多；还应该定期检查身体以及胎儿的发育状况。

59. 肥胖对男性有什么影响？

男性肥胖也和女性肥胖一样，除了高血压、糖尿病、血脂异常症等肥胖的共同危害之外，也还有其特殊性。肥胖男孩的青春期发育既可能提前，也可能延迟，而且还更容易出现乳腺发育（乳腺比普通孩子大，而且消失得晚）。而且，肥胖男性比普通人更加容易患前列腺癌。另外，肥胖对男性性功能也有一定影响：重度肥胖者的游离睾酮（具有生理活性的那一部分雄激素）水平比正常人低，雌激素（脂肪组织分泌）则又高于非肥胖男性。结果肥胖男性的性兴奋过程受到抑制，少数人甚至可以因此而产生阳痿以及乳房发育等女性化表现。此外，肥胖男性容易合并糖尿病，糖尿病的一个并发症是阳痿。所以总的来说，肥胖男性的性功能有可能相对低一些。总之，肥胖会影响到男性的生活质量。

60. 肥胖对寿命有什么影响？

我国传统的"老寿星"往往都是鹤发童颜、面红体胖、笑呵呵的样子。发福、发胖成了健康长寿的代名词，虽然有"有钱难买老来瘦"的说法，但人们仍然害怕别人说自己最近又瘦了，似乎瘦就是疾病的征兆。其实，过分"发福"并不是福，从某种意义上来看，"发福"者体内的脂肪贮存过多，已形成肥胖，可能是祸。

胖瘦对寿命的影响应从两方面考虑。实际上，肥胖本身并不影响寿命，但由肥胖导致的糖尿病、冠心病、高血压等却真正会减少寿命。肥胖伴发脑血栓和心力衰竭（心衰）者比体重正常者多1倍，伴发冠心病者比体重正常者多2~5倍，伴发高血压者比体重正常者多2~6倍，伴发糖尿病者比体重正常者多3~6倍，伴发胆石症者比体重正常者多4~6倍。这些疾病才是使得肥胖者的寿命常显著缩短的原因。因此，要根据自己的具体情况推算出自己的理想体重，然后通过合理饮食、适当运动等措施，将自己的体重控制在理想范围，这样才能保证有一个健康的体魄，也才能真正健康长寿。一般而言，人体脂肪细胞增多主要是在2岁以前，之后脂肪细胞数目相对固定，不会再有所增加了。因此一个人小时候不宜过胖，否则体内脂肪细胞数目太多，很容易在青春期、青少年期、中年和老年期变得肥胖，造成终身减肥困难。在青春期和青少年期，体重应略低于标准体重，给中年期体重增加留有余地。中年和老年期应保持体重在理想范围，最多不超过超重的范围，而且要力争维持体重的稳定。

61. 肥胖会引起病死率增高吗？

肥胖是会引起病死率增高的。据日本厚生省统计，如将标准死亡率定为100%，肥胖者死亡率则为128%。美国的调查结果显示，体重为标准体重125%以上者死亡率为128%，体重为标准体重135%~140%者死亡率高达151%。另一研究认为，超重4.5千克，死亡率增加8%；超重9千克，死亡率增加18%；超重13.5千克，死亡率增加28%；超重27.7千克，死亡率增加56%。一项统计结果显示，在

30～79 岁年龄段的所有死亡者中，与肥胖有关者占 43%。肥胖对生命的威胁与年龄有关，在 25～34 岁的男性人群中，肥胖者的死亡率竟然高达普通人群的 12 倍。随着年龄的增长，肥胖者与普通人死亡率的差别渐渐缩小，但是即便如此，到了 65～74 岁这个年龄段，肥胖男性的病死率仍然是普通男性的 2 倍。女性的情况与男性基本相似。肥胖的类型与病死率也相关，腹部型肥胖（又称向心性肥胖）病死率高于臀部型肥胖。因为腹部型肥胖者患糖尿病、高血压、高脂血症、冠心病和脑卒中等疾病的风险高。在美国，所有可以预防的致死原因中，肥胖仅次于吸烟，占第二位。肥胖每年可导致 30 万人死亡。

肥胖引起病死率增高的原因，主要是肥胖可以引起一系列严重的疾病，如高血压、糖尿病、血脂异常、冠心病、恶性肿瘤，这些疾病都是人类健康的主要杀手。另外，由于肥胖者的皮下脂肪和内脏脂肪都比普通人多，所以肥胖者在接受手术时所承担的风险也比普通人要大很多。如阑尾炎手术，肥胖者手术死亡的危险性居然是普通人的两倍。所以，为了保护生命，大家须对肥胖加以足够的重视。

五

肥胖的治疗——营养疗法

 62. 食物的种类有哪些？

食物包括以下 5 大类：第一类为谷类及薯类，谷类包括米、面、杂粮，薯类包括马铃薯、甘薯、木薯等。主要提供碳水化合物，还能提供蛋白质、膳食纤维及 B 族维生素等，是人体能量的补充来源。第二类为动物食物，包括肉、禽、奶、蛋等，主要提供蛋白质、脂肪、矿物质、维生素 A 和 B 族维生素等。动物食物中的氨基酸组成适合人体需要，是蛋白质的重要来源。第三类为豆类及其制品，包括大豆及其他干豆类，主要提供蛋白质、脂肪、膳食纤维、矿物质和 B 族维生素。豆类所含蛋白质含量高、质量好，是我国人民膳食中蛋白质的良好来源。第四类为蔬菜、水果类，包括鲜豆、根茎、叶菜、瓜茄、果实和水果等，主要提供膳食纤维、矿物质、维生素 C 和胡萝卜素等。蔬菜、水果中的膳食纤维，可增加胃肠道蠕动，而随着胃肠道蠕动增加，人体对食物的消化作用通常也会随之增强。第五类为纯热能食物，包括动植物油、淀粉、食用糖和酒类，主要提供能量。植物油还可提供维生素 E 和必需脂肪酸。

63. 什么是营养？

随着人民生活水平的提高，"营养"这个词常常挂在人们口头，人人都盼望营养，希望自己有一个健康的身体。但对于营养的确切含义却未必都能够正确理解，甚至有人将"天天鸡、鸭、鱼、肉"视为好营养，因此也就出现了许多肥胖者。从营养学角度上来讲，营养是指人类不断从外界摄取食物，经体内消化、吸收、新陈代谢来满足自身生理需要，维持身体生长发育和各种生理功能的整个过程。机体摄入量与消耗量应大致平衡。合理营养对促进儿童、青少年的生长发育起决定性作用，是保持生命活力、改善健康状况、延缓衰老进程的重要物质基础，也是保证人体健康的基本条件。

64. 什么是营养素？

人体为了生存必须摄取食物，食物中的有效成分叫作营养素。人体所必需的营养素包括蛋白质、脂肪、碳水化合物（糖类）、维生素、矿物质、水和膳食纤维 7 大类。营养素可给人体提供能量、提供机体构成成分，以及有组织修复及生理调节等功能。首先，食物供给我们维持身体活动所需要的能量。人体每时每刻都要消耗能量，即使在静卧或睡眠时，心脏跳动、肺的呼吸、胃肠的蠕动等都需要能量，这些都是由食物供给的。其次，食物供给人体建造和修补身体组织所需要的材料，参加人体的组成。最后，食物提供调节生理功能所需要的各种物质，确保人体健康。所有这些都是由于食物中含有能被人体消化、吸收和利用的具有营养作用的物质。

65. 营养素有哪些类型？

人体所必需的营养素约有几十种，概括为 7 大类：蛋白质、脂肪、碳水化合物（糖类）、矿物质（包括常量元素和微量元素）、维生素、水和膳食纤维。这 7 大类营养素均为人体不可或缺的，它们是人体维持正常代谢的物质基础。其中，蛋白质、脂肪、碳水化合物三者可在体内被"燃烧"后释放出能量，故又被称为"三大产热营养素"。其他营养素虽不能直接产生热量，但对维持各种生理功能及机体的生存来说，也是必不可少的。

66. 减肥过程中是否需要补充营养素？

在肥胖者的减肥过程中，也需补充必要的营养素。现在有这样一个认识误区：肥胖者营养本身就"过剩"，减还减不掉，何谈"补充"二字？其实对于肥胖者而言，其体内"过剩"的主要是脂肪，而对于其他很多营养素，如矿物质（包括常量元素及微量元素）、维生素、膳食纤维，不仅谈不到"过剩"问题，还往往存在不同程度的缺乏。大量调查显示，很多肥胖者日常食物中的脂肪和糖的摄取量远远高于正常体重者，但维生素和微量元素的摄入量却并无差异。有些肥胖者体内维生素和微量元素的水平仅为正常体重者的 50%～80%，甚至更低。这种低水平状态，造成部分肥胖者在肥胖的同时，存在着维生素和微量元素缺乏的表现，甚至导致各种疾病的发生，严重影响其生活质量。这种情况在肥胖的儿童中尤为明显。因此，在肥胖者中往往并存"营养过剩"和"营养缺乏"两种状态，我们称之为营养失衡。减肥的目的也因此而明确：一是减掉体内"过剩"的物质，如脂肪等；二是补充体内"缺乏"的元素，如维生素和微量元素。"减"和"补"辩证地构成了减肥的动态过程，其最终目标是达到或尽量接近营养均衡状态。

67. 什么是热量？哪些营养素能产生热量？

正如同汽车行驶需要汽油作为动力一样，人的生命活动也需要热量作为动力。可以这样说，没有热量生命就无法维持，人体每时每刻都在消耗热量。人体所摄取的热能都是源于太阳，植物能通过光合作用将能量带入植物体内，然后通过植物-动物-人的食物链进入人体。

热量本身不是营养素，它是由体内或者食物中的三大产热营养素——蛋白质、脂肪和碳水化合物在体内经过分解代谢所释放出来的，而热量供应过多时，多余的热量就会变成脂肪储存起来，时间长了，人就胖起来了。三大产热营养素中，脂肪的单位产热量最大，每克脂肪可释放约 9 千卡热量，每克蛋白质和其他碳水化合物则均可释放 4 千卡热量。而在这三大产热营养素中，脂肪和碳水化合物承担了主要能量提供者的角色，这是由于蛋白质虽然也可用来供能，但其主要职责为构成身体及构成生物活性物质，如各种酶和抗体。同时因为蛋白质在体内含量有限，应尽量受到保护，而不能随便被"燃烧"而消耗。

　　食物中能供给热量的物质也是三大产热营养素。它们所提供的热量应有一个适当的比例，按中国人的膳食习惯和特点，碳水化合物为最主要和最廉价的热量来源，其占总热量的比例应为 60%~70%，脂肪应占 20%~25%，蛋白质应占 10%~15%。

 68. 每日摄入的总热量应该怎样计算呢?

　　摄入的热量来自摄取的食物。因此，我们可以记录每日摄取食物的种类与数量，再查一下食物成分表中各种食物的热量，然后相加，所得结果即为每日摄入的总热量。食物成分表为中国营养学会编著的权威性标准，其中列出了各类食物的热量和营养成分量。为求准确，可连续计算 3 天或 5 天的热量摄入数值，然后求平均值。注意应避开赴宴或喜庆日"改善生活"等特殊情况，而使计算结果尽量反映您日常的营养摄入状况。

 69. 正常人每天需要多少热量?

　　无论采用何种方法，减肥的根本办法是使热量"入不敷出"。为此，了解每日热量的摄入与消耗是必要的。在此之前，应首先搞清楚在正常状况下，人体每日需要多少热量。目前对于正常人每日所需热量的研究，都是从群体角度入手的。对于一个健康群体来说，热量的供给量标准，受该群体所在地区的气候、生活条件、从事的体力活动的强度等因素决定。结合我国的实际情况，中国营养学会制定了中国健康居民每日推荐的膳食供给量标准。其中热量的供给量列于表5-1及表5-2，以供参考。将健康群体每日热量需要量的数值直接用于每一个健康个体显然是不合适的，但毫无疑问，这些数据可作为个体的重要参考标准。

表 5-1　儿童及少年组热量供给量标准

类别	年龄	体力活动	男性	女性
婴儿	初生~6 个月		90kcal/kg	90kcal/kg
	7~12 个月		80kcal/kg	80kcal/kg
幼儿	1 岁		900kcal/d	800kcal/d
	2 岁		1100kcal/d	1000kcal/d
	3 岁		1250kcal/d	1200kcal/d
儿童	4 岁		1300kcal/d	1250kcal/d
	5 岁		1400kcal/d	1300kcal/d
	6 岁		1600kcal/d	1450kcal/d
	7 岁		1700kcal/d	1550kcal/d
	8 岁		1850kcal/d	1700kcal/d
	9 岁		2000kcal/d	1800kcal/d
	10 岁		2050kcal/d	1900kcal/d
青少年	11~13 岁	轻体力	2050kcal/d	1800kcal/d
		中体力	2350kcal/d	2050kcal/d
		重体力	2600kcal/d	2300kcal/d
	14~17 岁	轻体力	2500kcal/d	2000kcal/d
		中体力	2850kcal/d	2300kcal/d
		重体力	3200kcal/d	2550kcal/d

表 5-2 成人组热量供给量标准

类别	体力活动	男性/(kcal·d^{-1})	女性/(kcal·d^{-1})
18~49 岁	轻体力	2250	1800
	中体力	2600	2100
	重体力	3000	2400
50~64 岁	轻体力	2100	1750
	中体力	2450	2050
	重体力	2800	2350
65~79 岁	轻体力	2050	1700
	中体力	2350	1950
80 岁及以上	轻体力	1900	1500
	中体力	2200	1750
特殊群体			
妊娠期女性			
妊娠早期	轻体力	—	1800
	中体力	—	2100
	重体力	—	2400
妊娠中期	轻体力	—	2100
	中体力	—	2400
	重体力	—	2700
妊娠晚期	轻体力	—	2250
	中体力	—	2550
	重体力	—	2850
哺乳期女性	轻体力	—	1800
	中体力	—	2100
	重体力	—	2400

70. 人体内的热量有什么用途？

成人每日对热量的使用主要包括以下几方面。

（1）用于基础代谢。所谓基础代谢，就是指机体在清醒、安静、松弛状态下，处于18～20℃舒适环境中，无体力活动、脑力活动和消化活动时所消耗的热量。这部分热量用于维持基本的生命活动，如心跳、呼吸、血流、体温、肌张力及全身细胞功能和各种生理、生化代谢反应等，占人体总热量消耗的65%～70%。基础代谢受多种因素的影响，包括性别、年龄、身高、体重、体表面积、生理状态等，其中性别、身高、体重及体表面积与基础代谢关系密切。

（2）用于每日的体力活动。这部分热量占总热量消耗的15%～30%。依据强度的不同，可将体力活动分为极轻、轻、中、重和极重五个等级，对热量的需要逐级增加。1985年，联合国粮农组织发布过不同强度活动的代谢系数，把基础代谢的代谢系数定为1.0，代谢系数为1.0～2.0的活动包括静卧看书、静坐看电视、坐着办公、站立炒菜等；为2.0～3.0的包括散步、洗衣、刷碗、照看孩子等；为3.0～4.0的包括走路、跳舞、打扫庭院等；为4.0～5.0的包括播种、割草、伐木、负重、慢步爬山等；代谢系数高于5.0的活动包括挖渠、装车、快步爬山等。

（3）食物特殊动力作用。即为咀嚼、吞咽、消化、吸收等摄食过程本身所消耗的热量，至少占人体总热量消耗的10%。

（4）用于高级神经活动的能量消耗。

（5）其他。对于孕妇、婴幼儿和青少年，还需加上用于生长发育或乳汁分泌所需的能量。

将上述这些需要相加，总和就是我们每日所需热量的数值。

71. 有哪些因素会影响热量需求？

首先，热量需求与年龄有关，年龄越小，单位体重所需热量越高，随着年龄的增长，每千克体重的热量需要逐渐下降。3 岁以后，大致每增加 3 岁，每千克体重所需热量减掉 10 千卡。其次，生长发育阶段对热量需求也有影响。儿童与青少年正值生长发育期，热能供给量应满足生长发育的需要。成人 20~39 岁时，其基础代谢较稳定，一般以这段时间的热量供给量为基准，40 岁以上年龄组每 10 年为一段，随着年龄的增长，其能量需求量依次分别递减 5%、10%、20%、30%。孕妇、乳母需要额外增加热量，以满足胎儿发育及哺乳的需要。其他如性别、体形、活动强度、环境温度以及疾病状况等都可影响热量需要。此外，给出的供给量是群体的量，是适用于大多数人的适中值，个人的能量消耗因个体差异及环境的不同仍会有相当程度的差异，在具体实施过程中应加以考虑。

 72. 什么是"热量平衡"？

热量总是在摄入与消耗间保持着动态平衡。体内热量平衡的公式可表述为：热量平衡＝摄入热量－消耗热量。由此可见，当摄入热量大于消耗热量时，热量平衡是个正值，表现为正平衡，即热量过剩，这种过剩的热量可在体内转化为脂肪而沉积，造成人的体重增加。反之，当摄入热量小于消耗热量时，热量平衡是个负值，表现为负平衡，这就是热量所谓的"入不敷出"，这时体内储存的脂肪会被"动员"起来供能，体重因此会减轻。严重时，连蛋白质都会被动用，甚至造成消瘦。在体重正常，而且没有什么特殊情况时，我们应使热量的摄入与消耗大体持平，以维持体重的稳定。这时热量平衡公式结果为 0，我们称之为热量的总平衡。

73. 热量收支不平衡会影响人体健康吗?

　　热量长期收支不平衡,首先反映到体重的变化,以后逐渐发展以至影响健康。因此,保持热量平衡、维持正常体重是有必要的。

　　热量长期不足,也就是热量平衡长期处于负平衡时,身体将动员储备的糖原、脂肪直至肌肉,可造成骨骼肌退化、贫血、神经衰弱、抵抗力下降。严重热量摄入不足时,将影响人的正常学习、工作及生活。对于病人,热量不足将影响疾病的预后,甚至危及生命。这时应该注意补充热量。但是这类病人的胃肠功能往往不佳,因此在饮食治疗过程中,应考虑其消化道的适应性,避免骤然增大食量造成机体难以适应,进而发生消化功能紊乱,以至造成"虚不受补"的情况发生。应选择易消化的食物,少食多餐。热量供给应较高,而且更需注意营养平衡。在保证热量供应的前提下,适当增加优质蛋白的供给,矿物质及维生素也应供给充足。

　　热量摄入过多或活动量小时,热量平衡长期处于正平衡时,剩余热量在体内将转变为脂肪沉积,形成肥胖。严重的肥胖将增加机体负担,易导致高血压、冠心病、脂肪肝、糖尿病、胆石症、痛风等很多疾病,对于中老年人尤其不利,应引起注意。

74. 中国居民膳食指南主要包括哪些内容?

　　2022 年 4 月 26 日,中国营养学会发布《中国居民膳食指南(2022)》,该指南是中国营养学会编写修订的,是实施健康中国-合理膳食行动的重要措施。《中国居民膳食指南(2022)》由 2 岁以上大众膳食指南、9 个特定人群膳食指南、平衡膳食模式和膳食指南编写说明三部分组成,其核心可概括为"平衡膳食,合理营养,促进健康"十二个字。具体内容包括平衡膳食八准则。

（1）食物多样，合理搭配。除母乳外，任何一种天然食物都不能提供人体所需的全部营养素，平衡膳食必须由多种食物组成，才能满足人体各种营养需要，达到合理营养，促进健康的目的。因而要提倡人们广泛食用多种食物。而合理搭配是实现平衡膳食的关键，只有将各类食物的品种和数量合理搭配才能实现平衡膳食的目标。

（2）吃动平衡、健康体重。进食量与体力活动量是控制体重的两个主要因素。食物提供人体能量，体力活动消耗能量。如果进食量过多而活动量不足，多余的能量就会在体内以脂肪的形式积存即增加体重，久而久之则引起肥胖。反之，若食量不足，劳动或运动量过大，则可由于能量不足引起消瘦，造成劳动能力下降。所以人们需要保持食量与能量消耗之间的平衡。各年龄段人群都应天天进行身体活动，保持健康体重。

（3）多吃蔬果、奶类、全谷、大豆。蔬菜、水果、全谷物、奶类、大豆是维生素、矿物质、优质蛋白、膳食纤维的重要来源，对提高膳食质量起到关键作用。蔬菜和水果可提供胡萝卜素、维生素 B_2、维生素 C、叶酸、矿物质（包括钙、磷、钾、镁、铁）、膳食纤维和天然抗氧化物等。奶类除含丰富的优质蛋白质和维生素外，含钙量较高，而且进食后钙的利用率也很高，是天然钙质的极好来源。大量的研究工作表明，给儿童、青少年补钙可以提高其骨密度，从而使其将来发生骨质疏松的年龄延后。给老年人补钙也可能减缓其骨质丢失的速度，降低骨折的发生率。谷类食物是人类最经济、最重要的能量来源。增加全谷物摄入可降低全因死亡风险、2 型糖尿病和心血管疾病的发病风险，有助于维持正常体重、延缓体重增长。豆类是我国的传统食品，含丰富的优质蛋白质、不饱和脂肪酸、钙及维生素 B_1 和烟酸等。为提高农村人口的蛋白质摄入量，同时防止城市人口消费肉类食品过多带来的不利影响，应大力提倡豆类，特别是大豆及其制品的生产和消费。

（4）适量吃鱼、畜禽肉、蛋等。畜禽类、蛋类和水产品是蛋白质、脂肪、维生素A、B族维生素和矿物质的良好来源，在膳食满足人体对营养素的需要中占有重要地位，适量摄入有助于增进健康，但摄入量和比例不当，可增加心血管疾病、肥胖和某些肿瘤的发生风险。目前我国居民畜肉、禽肉、鱼和蛋类的食用比例不适当，畜肉摄入过高，鱼、禽肉摄入过低。因此应该控制每日鱼、禽肉、蛋类和瘦肉的摄入量，每天120~200g为宜。在种类的选择上优先选择鱼，少吃肥肉、烟熏和腌制肉制品。

（5）少盐少油，控糖限酒。清淡膳食有利于健康，既不要太油腻、太咸或太甜，也不要过多地食用动物性食物和油炸、烟熏食物。我国居民食盐摄入量过多，平均值是世界卫生组织建议的2倍以上。流行病学调查表明，钠的摄入量与高血压发病呈正相关，因而食盐不宜过多。在节假日、喜庆和交际场合，人们往往饮酒，也有些人天天饮酒。高度酒热量高，不含其他营养素。无节制地饮酒，会使食欲下降，食物摄入减少，以致发生各种营养素缺乏，严重时还会造成酒精性肝硬化。过量饮酒会增加患高血压、脑卒中等的风险。饮酒过多可导致事故及暴力的增加，对个人健康和社会安定都是有害的。应严禁酗酒，若饮酒可少量饮用低度酒，青少年不应饮酒。

（6）规律进餐，足量饮水。规律三餐有助于控制体重，降低肥胖和糖尿病的发生风险。吃好早餐有助于满足机体营养需要，还有助于维持血糖平稳、改善认知能力和工作效率。而暴饮暴食、经常在外就餐会增加肥胖的发生风险。足量喝水可以保持机体处于适宜的水合状态，维护正常生理功能。因此我们应该合理安排一日三餐，定时定量，不漏餐，饮食适度，不暴饮暴食、不偏食挑食、不过度节食。足量饮水（推荐喝白水，少喝或不喝含糖饮料），少量多次。

（7）会烹会选，会看标签。认识食物和会挑选食物是健康生活的第一步。了解各种食物营养特点，学会看懂营养标签，比较和选择食物，学习传统烹调技能，做到按需备餐、营养配餐，维护健康生活。生命的各个阶段都应该重视膳食计划，把食物多样、能量平衡放在首位，统筹好食物选购，设计好菜肴，合理分配三餐和零食茶点。

（8）公筷分餐，杜绝浪费。集体用餐要提倡分餐制，使用公筷，减少疾病传染的机会。勤俭节约是中华民族和家庭文化的取向，尊重劳动、珍惜食物、避免浪费是每个人应遵守的原则。

75. 什么是平衡膳食？

平衡膳食的核心内容可概括为 6 个字：全面、均衡、适度。所谓"全面"，即指食物应多样化，食物种类越广泛越好。食物"全面"是构成平衡膳食的基础。营养素有 7 大类，40 多小类，因此，单靠一种或少量几种食物不能提供人体所需的全部营养素。这就要求人们的食谱要尽可能广，摄取食物的种类应尽可能地多，不要偏食。使摄食者得到的热量和营养素都能达到生理需要量的要求。所谓"均衡"，是指各种食物数量间的比例应合理，即应达到最接近人体吸收并可维持生理健康的模式。所谓"适度"，是指各种食物的摄入量要与人体的需要相吻合。过多或过少，都会影响人体的健康。

76. 什么是中国居民的"平衡膳食宝塔"？

我国居民的平衡膳食宝塔是根据中国居民膳食指南的基本原则，结合中国居民的膳食结构特点设计而成的。它把平衡膳食的基本原则，转换成各种食物的具体数量，并形象而直观地用宝塔的形式表现出来，使人一目了然，有利于人们在日常生活中加以运用。这如同美国、欧洲等地使用的平衡膳食金字塔。选用宝塔的形象，则突出了我国的特色。我国的平衡膳食宝塔共分为五层，各层的位置、面积代表食物的数量及其在整个膳食中的比重。

谷薯类食物位居宝塔的基底层，所占面积最大，地位最重要，是膳食能量的重要来源（碳水化合物提供总能量的 50%～65%），也是多种微量营养素和膳食纤维的好来源。建议成人每人每日摄入谷类 200～300 克，其中全谷物和杂豆类 50～150 克，薯类则是每人每日 50～100 克。

　　蔬菜和水果位居宝塔的第二层。蔬菜和水果作为膳食纤维、微量营养素和植物化合物的良好来源，是膳食指南中鼓励多摄入的两类食物。推荐成人每人每日应至少摄入 300 克蔬菜，而水果的推荐摄入量则是 200～350 克。

　　鱼、畜禽肉和蛋等动物性食物位居宝塔的第三层，这类食物是膳食指南推荐适量食用的食物，成人每人每日应吃 120～200 克。在肉类选择上宝塔着重强调优先选择鱼、虾、蟹和贝类等富含优质蛋白质、脂类、维生素和矿物质的海产品，推荐摄入量为每人每日 40～75 克。在禽畜肉选择上也应以脂肪含量较低的禽类肉为主，每人每日同样是 40～75 克。此外，蛋类的营养也不容忽视，推荐每日至少吃 1 个全蛋（相当于 50 克）。

　　奶类、豆类和坚果位居宝塔的第四层，奶类和豆类是鼓励多摄入的食物，奶类及乳制品的推荐摄入量为 300～500 克。大豆和坚果类推荐摄入量为每日 25～35 克。

　　第五层为宝塔的塔尖，意味着食用量最小，在膳食中所占比重最低的一类食物——烹调油和盐。油盐作为烹饪调料必不可少，但建议尽量少用。推荐成人每日烹调油摄入量为 25～30 克，食盐摄入量不超过 5 克。

　　平衡膳食宝塔反映出中国居民膳食指南的基本原则，但我们每个人还应结合自身的特点，在现实生活中灵活运用。

77. 什么是碳水化合物？碳水化合物有什么作用？

　　碳水化合物是自然界存在最多、具有广谱化学结构和生物功能的有机化合物，又称糖类，是由碳、氢、氧3种元素组成的。按照化学结构，碳水化合物可以分为单糖、双糖、多糖3大类。①单糖：是指不能再被简单水解成更小糖类的分子。根据羰基所处位置的不同，单糖分为醛糖和酮糖两大类，主要有葡萄糖、果糖等。单糖易溶于水，有甜味，可被人体快速吸收、利用。②双糖：蔗糖、乳糖、麦芽糖等都是双糖，都是由2个单糖分子组成的。双糖也溶于水，产生甜味，但需要分解为单糖后才能被机体吸收、利用。③多糖：是由数百个甚至数千个葡萄糖分子组合而成的，淀粉、糊精、糖原、膳食纤维都是多糖。多糖没有甜味，也不能溶于水，但是经过人体消化吸收后也会转化为单糖而被吸收、利用。

　　很多减肥者经常靠不吃粮食来实现自己的减肥梦想，其实碳水化合物在体内具有非常重要的生理功能。第一，碳水化合物是人类最经济最主要的能量来源，占人体所消耗热能的60%，更为重要的是神经系统，如大脑只能利用葡萄糖作为能源，所以人的血糖过低就会昏迷、休克甚至死亡。第二，碳水化合物也是构成机体组织的主要成分，并参与机体新陈代谢过程，如糖与蛋白质结合形成的糖蛋白可以构成保护胃黏膜的黏液，构成软骨的主要成分硫酸软骨素；糖蛋白还参与抗体、酶、激素、核酸的组成；糖和脂肪形成的糖脂是细胞膜的重要成分，参与细胞的标记和识别。第三，碳水化合物还具有调节细胞活动，保肝解毒和对抗生酮的作用，碳水化合物过少时肝脏易受损害，而且体内容易产生酮体。因此，碳水化合物是人体必需的营养素之一，它的作用是蛋白质、脂肪所不能完全代替的。

78. 什么是蛋白质？蛋白质有什么作用？

提起蛋白质，不少人会联想到蛋清或蛋白。其实蛋白质不只存在于鸡蛋中，一切有机生命体，包含肉眼看不到的细胞、病毒都含有蛋白质。蛋白质是组成人体一切细胞、组织的重要成分，可以说蛋白质是生命的物质基础，只要有生命就有蛋白质。蛋白质是一种含氮的高分子有机化合物，由碳、氢、氧、氮四种主要元素组成。氨基酸是蛋白质的基本组成单位。作为人体必需的营养素，蛋白质有以下四个重要作用。

（1）构成和修补人体组织：这是蛋白质最主要的生理功能。人们每天都必须摄入一定量的蛋白质，用来维持组织更新，在组织受创伤时，则须供给更多的蛋白质作为组织修补的原料。

（2）调节人体的生理功能：蛋白质是构成人体多种重要生理活性物质的成分，参与调节生理功能，如核蛋白构成细胞核并影响细胞功能，免疫蛋白维持机体免疫功能；人体的一切新陈代谢活动也都需要蛋白质组成的酶作为催化剂的参与，才能高效进行。此外，多种激素、抗体也都离不开蛋白质的参与，没有这些酶、蛋白激素和抗体，人体连一天也无法生存。

（3）供给能量：作为体内供能的三大营养素之一，每克蛋白质产生 4 千卡的热量，对维持人体生命活动有重要意义。

（4）调节渗透压：血浆中蛋白质的含量对保持血浆和组织液之间的平衡状态起着重要的调节作用。如果膳食中长期缺乏蛋白质，血浆中蛋白质含量就会降低，血液中的水分便会过多地渗入到周围组织，出现营养性水肿。

常见食物中的蛋白质，按照来源可以分为动物类蛋白质和植物类蛋白质两大类。前者常见于肉类、蛋类、奶制品中，含有较多的必需氨基酸，易为人体利用，常被称为优质蛋白。后者常见于谷类食物、豆制品、硬果类食物中，其中豆制品中的大豆蛋白也含有较高质量的氨基酸，具有"植物肉"的美称。蛋白质按营养学分类可分为完全蛋白质及不完全蛋白质。完全蛋白质所含氨基酸种类相对较多，数量也充足，如奶制品等食物中的蛋白质；不完全蛋白质所含必需氨基酸种类不全、数量不足，不能促进生长发育，如玉米中的玉米胶蛋白。

79. 吃什么肉对健康比较有利？

目前我国很多地区仍以畜肉，特别是猪肉为主要进食的肉类。针对这种现实，有些营养专家建议："吃四条腿儿的不如吃两条腿儿的，吃两条腿儿的不如吃没有腿儿的"，这有一定道理。所谓"四条腿儿"的，主要是指猪、牛、羊等畜肉。这些肉类中蛋白质含量较高，但脂肪含量也相对高，其脂肪以饱和脂肪酸为主，过多进食不利于维持血脂的正常。其中，猪肉含饱和脂肪酸尤其多，即使瘦肉中也含有不少脂肪，故应少吃猪肉，特别是肥猪肉。同时，因目前猪肉仍为我国人民的主要肉食，所以应大力发展瘦肉型猪。兔、狗、羊及牛肉等动物性食物虽然也是"四条腿儿"的肉，但含蛋白质较高，脂肪较低，产生的热量远低于猪肉，应适当增加这些肉类的进食量，适量减少猪肉的消费比例。所谓"两条腿儿"的，主要是指鸡、鸭、鹅、鹌鹑、鸵鸟等禽肉，其脂肪含量比畜肉低，且多为不饱和脂肪酸，易于消化、吸收，是良好的肉类食品。"没有腿儿"的主要是指鱼类，也包括其他水产品，尽管其中虾、蟹、乌贼的腿儿挺多。这些肉类所含蛋白质含量高而且容易被消化、吸收，所含脂肪中不饱和脂肪酸，尤其是多不饱和脂肪酸量大，对身体较为有利。总之，各种肉类都可以吃，但最好能够兼"吃"并蓄，比如说"四条腿儿"的、"两条腿儿"的和"没有腿儿"的各占1/3。

80. 什么是脂肪？脂肪有什么作用？

脂肪主要由碳、氢、氧三种元素构成，是甘油和脂肪酸组成的甘油三酯。食物中的脂肪与人体内的脂肪一样，都是由碳、氢、氧三种元素组成的。一提起脂肪，不少人就"谈脂色变"，爱美的女士们更是视脂肪为洪水猛兽。其实脂肪不仅是人体的重要组成部分，也是人体必需的营养素，对人体有非常重要的作用。脂肪是产能最高的营养素；是构成人体器官和组织的重要成分。脂肪还可以为身体储存"燃料"作为备用，摄入脂肪以后，一时消耗不完的部分可以存在体内，等身体需要热量时再利用。脂肪是热的不良导体，皮下脂肪可以防止体热散失，还可帮助人体抵御寒冷，有助于维持体温的恒定。脂肪还能固定并保护体内的重要脏器、滋润皮肤，还有防震作用。食物中的脂肪还是脂溶性维生素的良好溶剂，可以促进它们的吸收、利用。另外，食物中的脂肪能够提高食物的外观性状，用适量油烹调食物可以增加食物的色、香、味，进而刺激食欲。肥胖者大多体内富含脂肪，但是并不只有食用脂肪才会导致肥胖，食物中的脂肪也不是人体内脂肪的唯一来源。引起肥胖的饮食方面的原因主要是食物中的总热量过多，包括来自脂肪的热量，也包括来自碳水化合物和蛋白质的热量。食物总热量超过需要，才会导致肥胖。因此，不必为了减肥就完全放弃脂肪摄入，那样也会导致营养不良。

81. 哪些食物的脂肪含量高？

日常食用的很多种食物中都含有脂肪或类脂。根据脂肪存在的方式，我们可以粗略分为看得见的脂肪和看不见的脂肪两大类。看得见的脂肪，是指从人们感官上就知道含油多的食品，如动物油、花生油、豆油、橄榄油以及动物的"板油"，这些油类人们都知道含有高脂肪，容易做到避免过多摄入。看不见的脂肪，顾名思义，不容易为人所注意，如肉类、蛋类、奶制品、动物内脏，以及鸡皮、鸭皮等动物外皮，还有豆制品、硬果类食物，如花生、瓜子、核桃、杏仁、松子均含有大量的脂肪。炒菜、煎炸类食品在制作过程中便吸收了大量油脂，油脂含量非常高。巧克力是用可可脂制成的，含有大量的饱和脂肪，因此巧克力也是高脂食品。即便是谷类、蔬菜、水果，也含有微量的脂肪。这些看不见的脂肪恰恰是人们容易过量摄入的。例如15粒花生米、30颗瓜子、2个核桃都基本相当于10克纯油脂（约1勺油）的含脂量。摄入脂肪过多会引起血脂异常、肥胖等疾患，因此控制脂肪摄入量已经成为人们普遍关注的问题。需要注意的是不但炒菜要少放油，而且要特别注意那些隐藏起来的脂肪。营养学家建议，脂肪供给的热量以占每日总热量的20%～25%为宜。

82. 胆固醇对身体只有坏处吗？

长期以来，胆固醇蒙受了"不白之冤"，不少中老年朋友都把胆固醇看作危害人类健康的"元凶"。因此不少人要和它划清界限，采取了"少吃为妙、不吃更好"的策略。其实，胆固醇也是人体所必需的营养物质，它有内、外两个来源：内是由肝脏合成，外是由食物供给。在完全没有食物供给的情况下，肝脏每天大约合成1克胆固醇；如果由食物供给一部分胆固醇，肝脏合成的量会相应减少，借以维持体内胆固醇的动态平衡。也就是说，胆固醇不只来源于食物，而且来源于体内的自身合成过程，而且后者约占人体每天获得胆固醇总量的2/3。摄入胆固醇过多仅为高胆固醇血症的外因，内因是自身胆固醇代谢障碍。

胆固醇在体内的意义重大。胆固醇在体内是构成细胞膜的主要成分，还是合成类固醇激素和维生素D的原料，对于防治儿童佝偻病有一定作用，也是合成胆汁酸的重要原料。对于冠心病，也不是所有的胆固醇都有害。血液中的一种高密度脂蛋白胆固醇就可以清除血管壁上的脂类，有疏通血管、预防冠心病的作用。

　　长期过量摄入胆固醇有害健康，已为世人皆知。而胆固醇摄入量过低同样也危害健康。甚至有科学报道，血中的胆固醇含量越低，患结肠癌的风险就越高。此外，含胆固醇的食物都是动物性食物，大都含有优质蛋白，如果过分限制胆固醇的摄入，同时也限制了优质蛋白质的摄入，影响机体健康。因此，我们应摄入适量的胆固醇。按照我国的膳食结构，每日由食物中摄取的胆固醇不超过 300 毫克就可以了。常见食物的胆固醇含量详见表 5-3。

表 5-3　常见食物胆固醇含量（每 100 克食物含胆固醇量）

含量/mg	常见食物
<100	蒜肠、火腿肠、瘦牛肉、瘦羊肉、兔肉、牛奶、酸奶、脱脂奶粉、羊奶、鸭肉、黄鱼、带鱼、鱿鱼、鲳鱼、马哈鱼、青鱼、草鱼、黑鲢鱼、鲤鱼、鲫鱼、甲鱼、白虾、海蜇、海参、鸭油
100~150	肥猪肉、猪舌、广式腊肠、牛舌、牛心、牛肚、牛大肠、羊舌、羊心、羊肚、羊大肠、全脂奶粉、鸡肉、鸡血、鸽肉、梭鱼、白鲢、鳝鱼、对虾、羊油、鸡油
>150	猪脑、猪心、猪肝、猪肺、猪肾、猪肚、猪大肠、猪肉松、肥牛肉、牛脑、牛肝、牛肺、牛肾、牛肉松、羊脑、羊肝、羊肺、羊肾、鸡肝、鸭肝、鸡蛋、鸡蛋黄、松花蛋、鹌鹑蛋、凤尾鱼、鱼肉松、鱼子、虾皮、蟹黄、蚶肉、黄油

83. 什么是维生素？维生素有什么作用？

　　维生素是人体所必需的一类有机物质，大多数维生素不能由机体合成或合成量不足，不能满足机体需求，而必须由食物供给。虽然维生素既不供给热能又不构成机体组织，而且在食物中含量极少，人体也只需要几十毫克或几十微克就能满足机体需要，但是它却十分重要，绝不能缺少，缺少了任何一种都能引起疾病。因此，科学家把它命名为维生素，其含义为维持生命的要素。

维生素的种类很多，按照溶解性质可分为两大类，一类是能溶解于水的水溶性维生素，包括维生素 C 和所有的 B 族维生素；另一类是不溶于水而溶于脂肪的脂溶性维生素，包括维生素 A、维生素 D、维生素 E、维生素 K。水溶性维生素进入机体后极少在体内储存，从肠道吸收后，多余的水溶性维生素大多很快随尿液排出体外，因此必须每天由食物提供，否则很容易出现缺乏；若供给量比较大，它会很快随尿液排出体外而不会引起中毒。脂溶性维生素进入机体后，如有多余，就储存在体内脂肪组织及肝脏内，少量的可随胆汁的分泌排出体外。由于在体内可以有一定"存货"，所以不容易出现缺乏；然而，过量摄入脂溶性维生素，常可引起中毒。

维生素在人体生长、代谢、发育过程中发挥着重要的作用。维生素能够调节生理功能，积极影响氧化还原过程，调节物质代谢和能量转化。维生素与肥胖也有一定关系。维生素 B_1、维生素 B_6 及烟酸等能够使体内脂肪组织转化成能量而消耗，如果日常饮食中缺乏这些维生素，可能会导致体内脂肪转化为能量的过程受阻，从而使体内脂肪组织积蓄，而形成肥胖。美国南加州大学生物营养学研究中心的营养学和肥胖学专家通过大量实验发现，在发胖过程中，体内缺乏促使脂肪转化为热量被消耗的某些营养素至关重要，包括维生素 B_1、维生素 B_6、维生素 B_{12}、维生素 C、烟酸和微量元素。可见，发胖的原因不仅是热量摄入过多，还包括饮食不均衡。要达到减肥的目的，就必须从均衡饮食开始。

84. 减肥过程中维生素有何作用？应如何补充呢？

维生素是维护身体健康、促进生长发育和调节生理功能所必需的一类有机化合物。它们的化学结构及生理功能各不相同。维生素既不参与组织构成，也不提供热能，但能帮助机体吸收能量及营养物质，起到像酶和激素一样的作用。维生素具有调节生理功能，积极影响氧化还原过程，调节物质代谢和能量转变的功能。维生素在天然食物中含量很少，体内又不能合成或合成量不足，在体内也不能大量储存。所以，维生素虽然需要量很小，但必须经常由食物供给。如长期摄入不足或因其他原因无法满足生理需要，体内维生素含量逐渐降低，可导致物质代谢障碍，影响正常生理功能。严重维生素不足的持续发展可出现夜盲症、佝偻病、脚气病等，这都是维生素缺乏引起的。

在减肥过程中，摄入的热量减少，维生素的摄入也大大降低，结果对机体产生了种种不利的影响。为避免这种情况，应做到：①每日尽可能广泛地摄取自然食物，食谱越广泛越好。②注意避免烹调不当引起维生素的过多丢失，烹调或浸泡时间过长，炒菜中"弃汤"不用，先切菜后洗菜等，都可能使水溶性维生素丢失过多。③每日应保证摄入足量的新鲜蔬菜和水果。④可在平衡膳食的基础上，补充维生素合剂，如多种维生素片剂或胶囊，以弥补膳食中维生素摄入的不足。

85. 减肥过程中补充的维生素来自哪些食物？

明确各类食物中维生素含量的多少，将有助于减肥者在减肥过程中正确选择食物，有效补充维生素，避免"减肥连维生素都减了"的倾向。以下列出主要维生素的食物来源，以供参考。

（1）维生素 A：动物肝脏、蛋黄、奶油和鱼肝油中天然维生素 A 含量最高；在植物性食品中其实并没有维生素 A，但是有被称为维生素 A 原的胡萝卜素，胡萝卜素可以在体内转化为维生素 A，番茄、胡萝卜、辣椒、红薯、空心菜、苋菜等深颜色（红、黄、绿色）的蔬菜及香蕉、柿子、橘子、桃等水果中均含有较多的胡萝卜素。

（2）维生素 D：经充足光照的皮肤可产生维生素 D，鱼肝油、深海鱼、动物肝脏、蛋黄、牛奶等动物性食品中含有较多的维生素 D。

（3）维生素 E：维生素 E 在自然界分布甚广，一般不易缺乏，主要来源于各种油类、谷类、坚果、肉、奶、蛋等食物中。植物油中维生素 E 含量较多，与亚油酸等多烯脂肪酸含量平行。某些因素可能影响食物中维生素 E 含量，如牛奶因季节不同则含量不同。此外，维生素 E 不太稳定，在储存及烹调过程中都会有损失。

（4）维生素 B_1：谷类食物、豆类、花生、瘦肉、内脏及干酵母等都是维生素 B_1 的良好来源，但须注意加工、烹调方法。某些鱼及软体动物体内含硫胺素酶，可分解破坏硫胺素（即维生素 B_1）。加热可破坏硫胺素酶，故不生吃鱼类和软体动物，就可维持食物中的维生素 B_1 不被破坏。

（5）维生素 B_2：维生素 B_2 又称核黄素，植物能合成核黄素，而动物则一般不能合成。某些肠道细菌虽可合成少量维生素 B_2，但不能满足机体的正常需要，故维生素 B_2 必须依赖食物供给。维生素 B_2 在自然界中分布不广，只集中于动物的肝、肾、心脏、蛋黄、奶类、河蟹、鳝鱼、口蘑、紫菜等少数食品中。绿叶蔬菜中的维生素 B_2 含量略高于其他蔬菜。干豆类、花生等食物中维生素 B_2 含量尚可。烹调及谷类加工可损失较多维生素 B_2，应加以注意。

（6）烟酸：食物中烟酸含量较高的有动物肝脏、瘦肉、粗粮、花生、豆类、酵母等。

（7）叶酸：动物肝脏、肾及水果、蔬菜、麦麸等食物中叶酸含量丰富。肠道功能正常时，肠道菌群也能合成一部分。故一般不致缺乏。

（8）维生素 B_{12}：植物性食品含量甚少，其食物来源主要是动物性食品，肉、蛋及动物内脏中含量较多。经发酵的豆类也含维生素 B_{12}。人体结肠中的微生物也可合成维生素 B_{12}，但不能被吸收，只能随粪便排出。

（9）维生素 C：新鲜植物中维生素 C 含量较高，如柿椒、苦瓜、菜花、芥蓝等蔬菜，以及猕猴桃、酸枣、红果、沙田柚等水果。某些野菜、野果中维生素 C 含量高于常用蔬菜。维生素 C 在储存、加工及烹调处理过程中极易被破坏，而植物中的有机酸及其他抗氧化剂则能够对维生素 C 起保护作用。

86. 什么是膳食纤维？膳食纤维有什么作用？

膳食纤维是一种多糖。它不同于淀粉，是一种不能被胃肠道消化吸收的多糖，因而膳食纤维不能产生能量。根据膳食纤维在水中的溶解性，划分为可溶性膳食纤维和不可溶性膳食纤维。①可溶性膳食纤维：包括水果中的果胶、海藻中的藻胶以及从魔芋中提取的葡甘聚糖等。葡甘聚糖可形成纤维素、木质素、半纤维素等，主要存在于谷物的表皮，水果的皮、核，以及蔬菜的茎叶中。②不可溶性膳食纤维：最佳来源是全谷类粮食，包括麦麸、麦片、全麦粉及糙米、燕麦、豆类、蔬菜和水果等。

膳食纤维对人体健康十分重要。可溶性膳食纤维在胃肠道内和淀粉等碳水化合物交织在一起，可延缓碳水化合物的吸收，故可以起到降低餐后血糖的作用。不可溶性膳食纤维对人体的作用首先在于促进胃肠道蠕动，加快食物通过胃肠道的速度，减少营养成分的吸收；另外，不可溶性纤维在大肠中能吸收水分，软化大便，可以起到防治便秘的作用。除此之外，富含膳食纤维的食物容易使人产生饱腹感，进而可以减少食物的摄取，而且高纤维素食物本身热量并不高，因此这类食物对于体重管理是很不错的食材选择。

膳食纤维是营养学界认定的第七类营养素，和传统的六类营养素——蛋白质、脂肪、碳水化合物、维生素、矿物质与水并列。我国居民的膳食纤维以谷类食物为主，辅以蔬菜、水果，所以本无膳食纤维缺乏之虞，但随着生活水平的提高，食物不断精细化，动物性食物所占比例大大增加，膳食纤维的摄入量明显降低。目前尚无统一的膳食纤维供给标准，一般认为每个成人每天约需要 30g 膳食纤维。适当增加膳食中谷物，特别是粗粮的摄入是有益的。

87. 膳食纤维在减肥过程中有何作用？

人体虽不能直接利用膳食纤维，但它们仍可在维持人体健康方面发挥一定的生理作用。膳食纤维能增加咀嚼强度，刺激唾液的分泌；可增加粪便的体积和重量，软化粪便，改善便秘；能促进胃肠道蠕动，加快食物通过胃肠道的速度，缩短食物通过肠道的时间，从而减少粪便内致癌物与肠道接触的时间，还能减少营养成分的吸收；能影响肠道内细菌代谢；还能调节脂质代谢，增加脂肪排出，降低血浆胆固醇，增加胆汁酸分泌；延缓碳水化合物吸收，降低餐后血糖水平。增加饮食中膳食纤维的含量，可使人容易产生饱腹感，从而减少热量摄入，利于肥胖的预防和治疗。膳食纤维对多种疾病都有防治作用，其中包括肥胖。但应注意的是，进食大量膳食纤维可引起胀气，增加粪便中甲烷和脂肪的排出量，降低钙、镁、锌、磷的吸收率，也可影响血清铁和叶酸的含量。所以食物中膳食纤维的含量也不是越多越好，而是适量为宜。

88. 哪些食物中含膳食纤维较多？

膳食纤维包括可溶性膳食纤维和不可溶性膳食纤维两大类。可溶性膳食纤维来源于果胶、藻胶、葡甘聚糖等。不可溶性膳食纤维的最佳来源是全谷类粮食，包括麦麸、麦片、全麦粉、糙米、燕麦、豆类、蔬菜和水果等。常见食物膳食纤维含量见表5-4。

表5-4　常见食物中膳食纤维的含量（每100克食物）

食物	膳食纤维含量/克	食物	膳食纤维含量/克
大米	0.4	胡萝卜（红）	1.1
小米	1.6	白萝卜	1.0
燕麦片	5.3	玉兰片	11.3
玉米面	5.6	竹笋	1.8
豆腐	0.4	大白菜	0.6
黄豆	15.5	菠菜	1.7
绿豆	6.4	菜花	1.2
豌豆	6.0	韭菜	1.4
扁豆	2.1	芹菜（茎）	1.2
荷兰豆	1.4	生菜	0.7
黄豆芽	1.4	蒜薹	1.8
豇豆	2.3	莴笋	0.6
柿子椒	1.4	苋菜	2.2
西红柿	0.5	小白菜	1.1
茄子	1.3	雪里蕻	1.6
冬菇	32.2	油菜	1.1
金针菇	2.7	圆白菜	1.0
鲜蘑	2.1	冬瓜	0.7
黑木耳（干）	29.9	黄瓜	0.5
紫菜	21.6	南瓜	0.8
核桃	9.5	丝瓜	0.6
花生仁（生）	5.5	苦瓜	1.4
栗子（鲜）	1.7	西葫芦	0.6

续　表

食物	膳食纤维含量/克	食物	膳食纤维含量/克
葡萄干	2.9	西瓜	0.2
桃	1.3	菠萝	1.3
荔枝	0.5	草莓	1.1
芒果	1.3	橙	0.6
柠檬	1.3	山楂	3.1
苹果	1.2	金橘	1.4
葡萄	0.4	梨	2.0

 89. 什么是矿物质？矿物质有什么作用？

　　矿物质是人体内除了碳、氢、氧、氮以外，所有化学元素的统称，是构成人体组织和维持正常生理功能所必需的物质，是人体必需的七大营养素之一。其中钙、镁、钾、钠、磷、硫、氯 7 种元素含量较多，占矿物质总量的 60%~80%。而其他元素如铁、铜、碘、锌、硒存在数量极少，被称为微量元素。

　　虽然矿物质的总量还不及人体总重的 5%，也不能提供能量，可是它们的作用却不小。矿物质是构成机体组织的重要材料，如钙、磷、镁是构成骨骼、牙齿的主要材料。矿物质是维持机体酸碱平衡、维持正常渗透压及神经肌肉兴奋性和细胞功能的重要物质，还是构成某些特殊功能物质的成分和体内酶系统的活化剂，例如血液中的血红蛋白、甲状腺素等需要铁、碘的参与才能合成。

　　矿物质在体内不能自行合成，而在人体新陈代谢过程中，每天都有一定数量的矿物质通过粪、尿、汗、头发等途径排出体外，因此必须每天通过进食予以补充。矿物质在食物中的分布很广，一般都能满足机体的正常需要。比较容易缺乏的矿物质有钙和铁，中国人饮食中钙与铁的含量往往不足，应该注意补充。在我国的部分地区和人群中，缺乏碘或锌者较多，应当在这些地区有目的地强化补充这些微量元素。需要注意的是，由于某些微量元素在体内的生理作用剂量与中毒剂量非常接近，因此过量摄入不但无益反而有害。因此应注意矿物质的摄入量，适量为佳。

90. 钙有什么作用？减肥过程中应如何补充钙质？

钙是人体内含量最多的矿物质。人体含钙量：出生期约为 28 克，成人为 1000~1200 克。钙占体重的 1.5%~2.0%，其中 99% 沉积于骨骼和牙齿，其余分布在体液和软组织中。钙是构成骨骼和牙齿的主要成分，对身体起支持和保护作用。血液凝固、神经递质的释放、神经冲动的传导、激素的分泌、肌肉的收缩等都需要钙的参与。钙还可以调整心律，降低毛细血管的通透性，防止渗出，控制炎症和水肿。此外，钙还有维持酸碱平衡的作用。

钙的补充既要强调"量"，更要强调"质"。有些食物，如虾皮虽然钙的含量较高，但实际吸收的量却很少，在补钙方面并无多大的效果。补钙最有效、安全和经济的方法是喝牛奶，牛奶中的钙/磷比例比较利于人体吸收。在减肥期间，应特别注意保持每日一袋牛奶（约 250 毫升）。如有可能，每日饮用两袋牛奶更好。有的肥胖者因有乳糖不耐受，在饮用牛奶后会出现腹胀等不适。对于这类病人，可尝试每日饮用一杯酸奶或奶粉，以此来补充机体每日所需钙质。若在减肥期间出现较严重的缺钙现象，如夜间腿部抽筋，也可考虑补充适量的钙片，以碳酸钙为首选，其钙的吸收率为 35%~40%。在补钙同时，也要注意维生素 D 的摄入。维生素 D 可以促进钙的吸收，日光的照射也能提高钙的吸收。

91. 微量元素有什么作用？减肥过程中应如何补充微量元素？

　　微量元素在人体内含量极少，只占人体重量的十万分之几到百万分之几。微量元素具有高度生物活性，极小剂量即能发挥强有力的功效，但它们在体内必须保持适宜水平才能有益于健康。在减肥过程中，由于摄食量降低，食物种类减少，有可能造成微量元素摄入不足，并由此对机体产生不利影响。所以在适当限制热量的同时，必须保证微量元素摄入量能够满足人体需要。有些微量元素还有助于减肥，如锌、铁、镁。补充微量元素的根本是保证食物的多样性。我们知道，目前已确认的人体必需微量元素有 14 种之多，它们不可能仅由一种或几种食物来提供。因此，要求每日食谱应尽可能广泛，以包容尽可能多的微量元素。一般来说，平衡膳食可满足人体对大多数微量元素的需要量。但在减肥过程中，受各种因素影响，从自然食物中摄取的微量元素往往不够。因此，可考虑在医生和营养专业人员的指导下，适量添加微量元素合剂。

92. 微量元素来自哪些食物？

　　（1）铁：存在于血红蛋白中的铁叫作血红素铁，其他的铁叫作非血红素铁。血红素铁存在于动物性食品中，以卟啉铁形式直接被肠黏膜上皮细胞吸收，不受食物中磷酸、植酸等的影响，容易被人体吸收，吸收率一般是 25%。非血红素铁主要存在于植物性食品中，其吸收率受膳食因素如食物中所含的植酸盐、醋酸盐、碳酸盐、磷酸盐、鞣酸的干扰，吸收率很低，约为 3%。食物中有些成分，如维生素 C、胱氨酸、半胱氨酸、组氨酸、葡萄糖、果糖、柠檬酸、琥珀酸、脂肪酸、肌酐、山梨酸等能与铁螯合成小分子可溶性单体，阻止铁的沉淀，因而有利于铁的吸收。维生素 C 除了能与铁螯合而促进其吸收外，还可在肠道内将三价铁还原成二价铁而促进铁的吸收。

（2）铜：谷类、豆类、坚果类、肝、肾、海产品等都是含铜丰富的食物，一些蔬菜、水果中也含有一定量的铜元素。牛奶含铜量则很低，0.015～0.180 毫克/升。人乳含铜量高于牛奶，但随着哺乳期延长，人（乳）含铜量逐渐降低。

（3）锌：含锌较高的食物有牡蛎、胰腺、肝脏、全谷物、干豆、坚果、蛋、肉和鱼等。动物性食品含锌丰富且吸收率高。牛奶含锌量比肉类少，水果含锌量低。精制谷物含锌量也大为减少。

（4）铬：粗粮、肉类、酵母、啤酒、干酪、黑胡椒、可可粉等含铬量较高。有的地区水中含有相当数量的铬。食物加工越精细，含铬量越少，精制食品几乎不含铬。

（5）硒：食物中硒的含量因地区而异。海产品、动物内脏、奶制品、肉、谷类等含硒量较多。蔬菜、水果含硒量较低。精制食品含硒量少。烹调加热时硒可挥发。

（6）碘：海带、海蜇、海鱼等产品含碘最多。长期大量食用含抗甲状腺素的食物，如圆白菜、菜花、苤蓝、萝卜、木薯、利马豆，在缺碘地区可加剧碘的缺乏，加速甲状腺肿的发生。过量摄入碘对健康也是不利的，可能引起甲状腺功能异常、甲状腺肿等。

（7）氟：大部分食品含氟量都很低，只有海鱼和茶叶等少数几种食品含氟量较高。日常生活中，饮水是氟的主要来源，约占人体氟来源的 65%，水中适宜的含氟量为 0.7～1.0 毫克/升。氟对牙齿和骨骼都起到重要作用，如果人体缺少氟的摄入，有可能发生龋齿或骨质疏松。氟摄入过量可能引起氟中毒，造成牙齿损害、骨骼损害、神经损害等。

93. 节食减肥前减肥者需要做哪些准备？

节食减肥是进行科学饮食的长期过程，既要提供机体每日活动所需要的营养量，还要将过多的体重减下来。因此应在减肥前先准备一些减肥必要的用品。

（1）体重计：在减肥开始前称一次体重，然后间隔固定时间的清晨空腹排便后，穿内衣称量。这样做可以排除其他因素对体重的影响。不一定需要天天称量体重，那样可能产生一种似乎总不见效的感觉而影响减肥的信心，只需要间隔固定时间衡量一下减重的效果就可以了，间隔的时间可根据自身情况决定。

（2）厨房专用秤：与体重计同样重要。特别是在减肥开始时，简单的称量可以对食物的数量有准确的了解，可以帮助您更好地遵循减肥食谱。一旦熟练掌握后就可以不再用秤，只用眼睛和感觉来估计就行。

（3）个人专用的一套餐具：减肥期间使用个人专用餐具，以便称量后能够标记食物的数量，帮助您在熟练掌握食物量后，更方便地进食。

（4）常用食物营养成分表及食物热量表：可以精确地了解食物所含各种营养素的量及热量，使您很方便地调整减肥食谱中的食物，而不易导致减肥中食物的热量超标或饮食过于单调，同时保证减肥期间的营养均衡。

（5）记录减肥日记：每天用半小时回顾一天的饮食量和运动量，衡量自己是否做到摄入量略小于消耗量，如果没有遵守，应尽力在第二天改正失误之处。定时记录也会增强减肥者的信心。

（6）认真学习科学的减肥知识：这是减肥成功的理论保证，真正掌握了减肥的知识才能随时随地科学减肥。必要时寻求医生等专业人员的帮助。

（7）其他：如果有可能，可准备一个计步器或能量监测器，以便更准确地对自己的运动量进行定量监测。

94. 减肥饮食的原则是什么？

当您通过饮食手段减肥的时候，需要掌握以下的原则，才能既不对身体造成伤害，又能达到良好的减肥效果。

（1）减肥不要操之过急，应根据肥胖程度，有计划地适当减少食量，使每月体重下降控制在0.5~1.0千克为好。急于求成往往减去的不是脂肪，而仅为水分，结果欲速则不达。

（2）定时定量进餐和加餐，不随时加餐：每日至少固定早、中、晚三餐，三餐热量分配要得当，以"早餐吃饱、午餐吃好、晚餐吃少"的原则较为适宜。最好在上午10点和下午4点左右适当加餐水果，但不要随意加餐。这样，虽然每餐进食量很少，仍有助于减少饥饿感。特别应注意，晚餐后不要再吃其他零食，尤其是甜点心、巧克力等致肥胖的食品。

（3）控制饮食总热量，保持营养均衡：饮食减肥的最重要原则是限制每日所有食物的总热量，保证其他营养素的充足供给。减肥膳食中应有充足的优质蛋白质，如果缺乏蛋白质，减肥者就可能出现虚弱、神疲乏力、抵抗力下降等使减肥无法坚持，可以选择瘦肉、鱼虾、脱脂奶、大豆制品等食品。脂肪每日摄入量应少于每日总摄入量的25%，不吃肥肉和油大的糕点。限制主食的摄入，每日200~300克，多吃热量低的蔬菜。

（4）多吃热量低、饱腹感强的食品：减肥失败大多因为难挨的饥饿使人无法坚持。选择蔬菜、粗粮等热量低，饱腹感强的食品，可消除饥饿感，有利于执行减肥计划。

（5）饮食应美味可口，切忌单调无味。减肥饮食并不应该成为口味单调的膳食，热量不高的美味佳肴更有利于减肥计划的执行。但是，减肥者不宜多吃辛辣调味品，如芥末、辣椒，它们可能刺激胃黏膜，产生过多的胃酸，使人食欲大增，使减肥失败。

（6）减肥计划应适应自己的饮食习惯，简便易行。减肥膳食必须符合减肥者的饮食习惯，尽可能不要与减肥者原来的饮食习惯差距太大。同时，膳食的制作应简单易行，大众化，不论在家中还是外出都能执行，以免减肥中断。

（7）贵在坚持，持之以恒。减肥绝不是权宜之计，即使当体重达到理想后，仍应坚持减肥饮食，因为肥胖的"反弹"问题时刻环绕在您的周围。也就是说，减肥饮食要坚持。节食减肥后，一旦停止节食，体重会很快恢复到原来水平，甚至超过原来体重。这是因为节食后摄入热量减少，体重减轻，基础代谢率也会随之降低，能量消耗减少；在减肥后，控制脂肪细胞贮存的脂肪酶会更加活跃，使减肥者更容易储存脂肪。此时如果放弃减肥饮食，人就很容易发胖。所以，减肥者必须持之以恒，长期坚持节食计划，才能最终达到目的。

95. 节食减肥过程中需要注意哪些问题？

成功的减肥需要以非常坚强的意志和科学的知识为后盾，因此在节食减肥中应注意下列几点问题：①不要期望家人、朋友会帮助您减肥。要警惕他们的"好心劝告"，绝不放松对饮食的控制。②准备适当的衣物。减肥中不要购置太多的衣物，但可以准备一些自己很想穿但现在无法穿下的衣服，作为奋斗的目标，时时激励自己坚持完成减肥目标。③减肥过程中更要注意保护皮肤，尤其是年轻女性。颜面部皮肤容易因体重下降而松弛，越是体重下降就越要注意护肤。④不必每天称体重。每天称体重会给人一种错觉，感觉体重下降得很慢。⑤广而告之。到别人家做客的时候，尽量告诉主人说您正在减肥，需要控制饮食，不能吃点心之类的甜食及其他高热量食物。如果邀请别人来做客，也应尽量选用健康食品。⑥集体减肥。这种做法比个人单独减肥更容易遵守规定。集体减肥会让您不感到孤独和拥有同病相怜的"战友"，同伴的成功也会激励您坚定信心，将减肥坚持下去。⑦减肥切勿操之过急。过快的减体重可能出现危险，影响您的健康。每月 1~2 千克已经是极好的成绩了。告诉您一句减肥口号：积少成多，贵在坚持。

96. 节食减肥过程中怎样才能保证身体健康？

节食减肥并非只是少吃就可以了，它对于心理和身体的影响都是很大的。错误地节食不但无助于减肥，还可能伤害原本健康的身体。很多肥胖病人急于求成，采取"恶治"的方法，一连数日或十数日不吃东西，造成脱水及严重的营养不良。还有些年轻姑娘，误认为自己"肥胖"，自惭形秽，不顾科学规律地过度节食，最后导致神经性厌食，体态枯槁，月经停止。所以，节食减肥必须避免过度节食，过度节食将导致身体虚弱、头晕甚至昏迷等情况，节食必须适度，保证身体每日营养摄入。

科学减肥应当在医生的正确指导下进行，切不可盲目减肥，以防意外。首先，节食前应进行详细的体格检查，确定是否适合减肥，采取哪种减肥方法更合适。如有躯体脏器的特殊病变，应只采用较低热量饮食，不进行大运动量体育锻炼，力求体重不再增长就可以了。其次，减肥过程中应与医生保持密切联系，遇到问题应及时咨询。最好每天记录减肥日记，定期向医生汇报，由医生决定是否继续减肥以及减肥方案是否应该变动。再次，在减肥过程中如果出现与减肥无关或相关的情况均应同医生联系，让医生决定减肥是否继续执行。最后，节食减肥过程中与医生联系，由医生定期评价减肥的效果，总结减肥中的经验与教训，以便于能够更好地坚持减肥。

97. 减肥是否需要限制饮水？

在减肥过程中，适当控制饮食是非常必要的，但是有的人连喝水也加以限制，认为饮水会导致体液潴留而发胖。常有人说"喝凉水都会长胖"，然而事实是这样吗？

第一，水是人体的重要组成成分，占人体重量的60%～70%，很多关键性的生理活动都需要水的参与。人体缺不得水，完全不喝水者，活不过完全不吃饭者。若体内水分不足，会使人口干舌燥、皮肤粗糙、血液浓缩、精神倦怠、体力下降，正常生理功能会发生障碍，使健康受到影响。

第二，减肥的目的是减少多余的脂肪而非水分。实际上，若减少了水分摄入，反而会降低减肥的效果，因为脂肪的代谢和消耗也需要水分，体内缺水会影响脂肪代谢而起到相反的作用。

第三，人体在减肥过程中，往往会产生更多的废物，这些废物必须通过汗液、尿液及唾液排出体外。缺乏水分，这些废物难以排出，不但会影响减肥效果，而且还会对健康造成威胁。

第四，肥胖者体内水潴留，一般是摄入盐过多导致的。肥胖者应注意在饮食中减盐，而不是过多限制饮水量。

 98. 喝茶对减肥有帮助吗？

我国是世界上最早种茶、饮茶的国家，茶文化在我国源远流长，兴旺发达。我国爱好喝茶者众多，而且目前茶已成为世界上最主要的饮品之一。茶中所含的营养成分及保健功效是任何一种饮品所望尘莫及的。现代医学研究表明：茶叶中含有丰富的维生素，包含脂溶性维生素A、维生素D、维生素E、维生素K及几乎所有的B族维生素，可以促进脂肪酸化，有利于体内胆固醇排出体外。茶叶中还含有大量的矿物质，如锰、锌、钾、硒、铁等微量元素，对于维持人体的生理活动具有重要意义。其中，硒是一种天然抗氧剂，与维生素 E 联用在抗衰老、抑制癌变、延年益寿方面具有显著功效。茶的特殊功效还在于茶叶中的特殊物质，如茶叶中含 3% 的脂多糖，具有改善造血功能、预防血液病变的作用；茶叶中所含的叶皂素对人体消化脂肪具有积极作用；茶叶中的多酚类物质可以改善微血管壁的渗透性能，有效增强心肌和血管壁的弹性和抵抗力，还能降低血清中胆固醇和甘油三酯浓度，减轻动脉粥样硬化的程度，有助于降低患冠心病的风险。此外，由于茶叶中几乎不含有热量，可以作为减肥者良好的饮品。餐后喝茶，既补充水分和必要的营养物质，又利于体内脂肪的消耗，从而达到帮助减肥的目的。

需要注意的是，喝茶后可能产生较强的饥饿感，此时需要控制食欲，可选用低热量、高容积的蔬菜充饥。如果饮茶后胃口大开，摄入很多热量，那饮茶的减肥功效就将丧失殆尽了。喝茶还能兴奋中枢神经，要注意喝茶的时间，不要影响睡眠。另外，目前还没有发现绿茶、红茶或花茶在减肥作用上的差异，故在减肥过程中，选用哪种茶叶并不是问题的关键。减肥最关键的还是控制饮食和增加运动，喝茶可以帮助减肥，但是不要希望仅靠喝茶就达到减肥目的，大家还是要"管住嘴，迈开腿"。

99. 烟酒对减肥的影响是什么？

众所周知，烟酒严重影响身体的健康，但是它们对于肥胖的影响却少有人知。

人体的热量多以糖原的形式在体内储存，当人体需要这些能量时，糖原就会被调用，转变为糖后，通过一系列生化反应，释放出能量、二氧化碳和水。这一过程需要有氧气的参加，而吸烟可致氧的摄入量减少，还可能使末梢血管收缩，氧气的运输发生障碍，组织对氧气的利用受阻，最终糖因为缺氧而不能充分利用，进而转化为脂肪，越来越多的脂肪形成，导致肥胖。另外，肥胖者本来就容易发生高血压、血脂异常、冠心病及脑血栓，吸烟又可显著加剧这些疾病的发生发展。所以在预防和治疗肥胖的过程中，最好不要吸烟。有些人认为吸烟的人都很消瘦，其实那并不证明吸烟能减肥，而是因为吸烟影响营养物质的吸收，进而发生营养不良。因此吸烟虽然不会直接引起肥胖，但也不利于健康、不利于减肥。

饮酒也不利于减肥。经常有人说多数喝酒的人吃饭少、吃菜多，怎么还会胖呢？这是因为酒中本来就含有极高的热量，1 克酒精可以产生 7 千卡的热量，50 克白酒可产生 140～210 千卡的热量，100 克的葡萄酒也产生 72 千卡的热量。况且下酒菜往往是大鱼大肉，很多下酒菜还是用大量的油脂烹制的，一顿下酒菜的热量会远远超过正常一餐的热量。经常饮酒者热量越聚越多，也就转化为脂肪了。更有很多人烟酒不分家，终日美酒、佳肴、香烟陪伴，不但身宽体胖，一些慢性疾病也悄悄来到身旁。所以说，减肥者应该戒烟限酒。

100. 常闻油烟会引起肥胖吗？

人们常说，饭店的大厨师傅们整天在厨房，没吃很多饭，被油烟熏得油光满面、肥头大耳的。结果使得一些年青主妇害怕常下厨房，认为常闻油烟也会导致肥胖而影响体形。那么，油烟真会把人"熏胖"吗？这种顾虑其实是多余的。炒菜用的油，主要成分是甘油脂肪酸酯。人们只有食入油脂后，在消化道各种酶的帮助下消化、吸收，转化为能量和脂肪储存起来，才会发胖。而油烟则不同，食用油在加热到 200℃ 以上时发生热分解，油烟就是热分解的产物，有醛、醇、内酯等挥发性成分，而不再含有脂肪和热量。油烟被人吸入后只可能刺激呼吸道，不会进入消化道使人发胖。那么，厨师中肥胖者多是为什么呢？除了遗传、精神、物质代谢、内分泌等个体因素外，厨师们

"近水楼台先得月"，经常品尝高油脂、高糖类的菜肴，而且他们吃饭不规律，活动量不大。少数高级厨师更是"动口不动手"，只是指挥着别人干活而已。总的来说，肥胖与职业确实有一定关系，但真正发胖最终还是同饮食失调、运动过少相关。年青主妇们不要担心下厨房被"熏胖"，闻油烟是不会导致肥胖的。只要饮食控制得当，适当运动，不贪油腻和零食，体形会保持得很好。

101. 不吃早点有利于减肥吗？

现在有些年轻姑娘为了防止肥胖而不吃早餐，希望这样能够减少能量摄入而达到减肥的目的。她们说："不是少吃能减肥吗？我早餐不吃，不是更好吗？"其实这样做是很不科学的，不吃早餐不但不能减肥，反而容易引起肥胖，影响健康。首先，一个人如果不吃早餐，到中午就会产生强烈的饥饿感，很容易暴饮暴食，而且空腹时身体内储存能量的保护功能增强，吃下去的食物最容易被吸收，也容易形成皮下脂肪，结果就引起脂肪堆积。而且这样饥一顿饱一顿，将影响体内饥感中枢、饱感中枢的精细调节，非常不利于减肥饮食计划的执行。其次，不吃早餐是发生胆囊结石的主要诱因之一。正常人的胆固醇均匀地和胆盐、磷脂溶解在胆汁里，进食后随胆汁排入胃肠道而发挥消化作用。人体摄入食物后4~5小时胆汁就会被排空。如果不吃早餐，晚餐距离第二天午餐达十几个小时，这期间胆囊基本上不蠕动，日复一日使胆汁常淤积于胆囊内，胆汁中的胆固醇浓度就会升高，达到"超饱和"状态而析出沉淀，逐渐长成结石。也就是说，不吃早餐可能会增加产生结石的机会。最后，不吃早餐使人体在上午没有充足的能量，大脑缺氧、缺能量而无法正常工作。因此，吃早餐是非常重要的，不能敷衍了事，再忙也要抽空吃早餐。否则，不但容易肥胖，也不能满足人体正常活动量所需要的能量，并会带来许多意想不到的恶果。早餐要注意营养均衡，避免食用高热量食物，可以适量地吃全麦食品，同时搭配富含纤维、少量脂肪及优质蛋白质的食物，如选择鸡蛋和全麦面包，或燕麦粥和坚果，或鸡蛋和苹果等，这样既可以补充身体所需的营养物质，还有助于提高新陈代谢。

102. 吃糖多会不会不利于减肥？

很多减肥者认识到高热量对体重的影响。但很多人奇怪，既然高热量对体重影响较大，那么糖（碳水化合物）含有的热量远远低于脂肪，为什么减肥中还要限制高糖呢？或者为什么采用高糖、低脂肪膳食减肥却发现效果很差呢？其实体内糖、脂肪及蛋白质都是会相互转变的。脂肪并不仅仅直接来自食物中的脂肪，也能来自糖。当糖摄入过多时，除分解为供机体内外活动消耗的能量外，剩余部分也会转变为脂肪储存于体内，久而久之脂肪堆积导致肥胖。还有，高糖膳食能刺激胰岛素分泌，而胰岛素能促进脂肪的合成，抑制脂肪的分解，也不利于减肥。从消化吸收角度来看，糖不像富含膳食纤维的食品那样有饱腹的作用，它们在胃肠道内停留的时间最短，吃后容易产生饥饿感，使人往往到不了下顿饭就饿了。结果造成肥胖者不容易坚持低热量节食法。除了对减肥不利之外，吃单糖和双糖过多还可能引起全身脂肪代谢的紊乱，造成血中甘油三酯升高，促进动脉粥样硬化的形成，诱发冠心病、高血压等疾病。而且，儿童吃大量的含糖物质，也容易导致龋病。因此，为了健康和体重达到理想目标，应适当避免高糖食品。

103. 什么样的食物有利于减肥？

提供能量的营养素有三种，即蛋白质、脂肪、碳水化合物。按照我国的饮食习惯，碳水化合物在饮食中所占的比例最大，脂肪次之，蛋白质最少。而要达到减肥的目的，则应选择高优质蛋白、适量碳水化合物和低脂肪的食物。

在低热量饮食原则下，减肥者应主要选择蔬菜、水果、豆制品，适量选择蛋、奶、谷物，少选择油脂。从食物中摄取优质蛋白质，可以按照鱼肉、鸡肉、牛羊肉、猪肉的顺序选择。所谓"吃没腿的（鱼肉）比吃两条腿的好（禽肉），吃两条腿的比四条腿的好（牛羊猪肉）"是有一定道理的。但是四条腿的兔肉脂肪含量极低，热量也低，可以作为减肥者选用的减肥肉类。谷物类食品可以粗细粮搭配，玉米面、燕麦、荞麦、小米等粮食既能饱腹又热量低，可以适量选用。水果、蔬菜是减肥的好食品，但应注意选用含糖量较低的蔬菜，如大白菜、冬瓜、苦瓜、白萝卜，比同热量的谷物更易解决减肥过程中肥胖者的"难以果腹"之苦，有利于减肥者逐步适应低热量饮食。水果应尽量选择低热量、低糖的水果，如苹果、圣女果、葡萄柚，水果能补充维生素 C，还能促进胃肠蠕动。减肥者要控制好水果的摄入量，不能吃太多，因为水果也含有糖，虽然含量相对比较低，但是如果不加节制地吃，尤其是多吃含糖量高或含脂肪量高的水果，仍然会引起热量过剩，最终让人肥胖。减肥者也不要把水果榨汁喝，水果制成果汁的过程中，很可能会流失一部分膳食纤维和营养，糖却充分保留了下来。烹调用油应尽量限制，少用或不用动物油。食盐量也要进行限制，以减少心脏和肾脏的负担。

104. 哪些蔬菜和水果有利于减肥？

人们已经认识到，控制饮食摄入的总热量可以减肥。但是节食的人往往有难以忍受的饥饿感。用低热量蔬菜、水果来填饱肚子，既防挨饿，又限制了热量，是减肥的好办法。那么，哪些蔬菜、水果最适于减肥者呢？

（1）蔬菜：多数蔬菜含水量高，而含脂肪、蛋白质量很低，含糖量也不高，产热量较低。因此减肥者可以不限制低热量蔬菜的摄入，多食黄瓜、冬瓜、角瓜、海带、萝卜、菠菜、油菜等含水量多的蔬菜。但是，也有一些蔬菜含热量较高，如硬豆类（包括毛豆、黄豆、蚕豆等），以及胡萝卜、蒜苗等，食用这类蔬菜时应当注意不要食用太多。土豆、山药、粉条、芋头等含淀粉量较高，热量也较高，食用时要注意减少主食的摄入。

（2）水果：相对于蔬菜，水果含糖量和热量较高，但是比主食、肉类所含的热量就低得多。而且水果多为碱性食品，具有降低体内酸类物质，美化皮肤的作用。减肥者可以选用柚子、柠檬、草莓、苹果、西瓜、桃、橙子等水果，但是对于柿子、香蕉、红枣、荔枝、榴莲等含糖量多的水果就要限制摄入了。

总之，为了减肥，应多选用蔬菜、水果，减少碳水化合物和脂肪的摄入。

 105. 冬瓜有减肥的功效吗？

冬瓜，又称白瓜、枕瓜，是人们夏、秋季节理想的大众化蔬菜之一。传统医学认为，冬瓜不仅能当菜用，还有很好的医疗作用。冬瓜味甘，性微寒。《本草备要》中记载："冬瓜'寒泻热，甘益脾，利二便，消水肿，散热解毒消肿'。"可见吃冬瓜大有好处，对身体肥胖者更有益处。冬瓜不含脂肪，水分含量比较高，热量比较低，食用后会产生一定的饱腹感，可以减少对其他食物的摄入；冬瓜含有丙醇二酸，可抑制糖类转化为脂肪，对于减肥是再好不过的食物了。冬瓜还具有利尿、清热、祛痰、降脾胃之火的功效。而中医认为，肥胖往往是脾胃火旺造成的，冬瓜能够降胃火，使饭量减少，从而有助于减肥。现代医学研究也表明，多数肥胖者体内存储较多的水分，而冬瓜有独特的利尿功能，可排出体内多余的水分，因而有助于减肥。此外，冬瓜中富含多种维生素和微量元素，尤其是 B 族维生素，其中维生素 B_1 能改善脂肪代谢，减少脂肪的合成，具有减肥功效。冬瓜有很多种吃法，减肥者最佳的吃法是用多量的冬瓜烧汤喝，但要少放盐，这样既能饱腹，又可减肥。还有人将冬瓜肉、冬瓜皮 30 克煎水代茶饮，一日三次，也有很好的效果。可以说，将冬瓜当作减肥良药，既经济又显效。

 ## *106.* 土豆能帮助减肥吗？

土豆，又称山药蛋、洋山芋，学名为马铃薯，早年野生于南美洲的高山地区，后多产于欧洲各地。土豆既是蔬菜，又是粮食，而且是制造淀粉和酿酒的好原料，在西方国家被作为西餐的主食类食品。最近经营养学家研究显示，它还有减肥功效。

土豆中含有较多的淀粉、胶质、维生素 B$_1$、维生素 B$_2$、维生素 C、烟酸、柠檬酸、乳酸及多种无机盐，但脂肪含量极低。土豆中还含有大量的纤维素，而纤维素不仅具有润肠的作用，还不含有热量，还可以吸收水分，容易膨胀，使人有饱腹感，从而减少其他食物的摄入。甚至有学者提出，每餐只吃全脂牛奶和土豆就可以达到平衡膳食所规定的所有营养物质。有人认为每天吃 500～1000 克土豆作为主食，可以作为一种安全而舒适的减肥方法，适用于超重或轻度肥胖者。

需要注意的是，土豆虽然很有营养，提倡食用，但是千万不要吃呈青绿色的土豆和已经发芽的土豆。因为土豆的嫩芽和绿皮里含有大量的龙葵素（又称茄碱甘或美茄碱），这种毒素能溶解人体内的血细胞，大量摄入会造成大脑水肿，神经、肌肉麻痹。龙葵素中毒后会引起喉咙及口腔发痒、恶心、呕吐等症状，严重者使呼吸肌和心肌麻痹而死亡。因此，土豆一定要保管好，放置于阴凉干燥处，避免生芽或发绿。

107. 白薯对减肥有帮助吗？

白薯，又称红薯、甘薯、山芋、地瓜，学名番薯。白薯含有蛋白质、脂肪、多糖、磷、钙、钾、胡萝卜素、维生素 A、维生素 C、维生素 E、维生素 B₁、维生素 B₂、氨基酸等多种营养成分，其中维生素 A 和维生素 C 的含量超过胡萝卜和某些水果，但脂肪含量很低。过去有人认为白薯很甜，吃了会发胖而不敢吃。但事实恰恰相反，现代营养学研究表明，白薯具有减肥功效，是健美轻身的良好食品。

白薯属于低热量、高容积食品，350～400 克白薯产生的热量仅相当于 100 克大米产生的热量，而且白薯的脂肪含量极少，而含水量远高于大米，因此具有减肥功效。白薯中还含有大量的维生素 C，其含量可以与水果媲美，可以作为美容食品应用。白薯中大量的膳食纤维更能够减少糖和脂肪在肠道内的吸收，还能促进体内的胆固醇分解，有助于脂质的新陈代谢，可以预防高脂血症，同时预防肥胖的发生，还有通利大便的作用，起到了吃粗粮的功效。此外，由于白薯能够提供大量的胶原和黏多糖物质，能有效防止心血管壁上脂肪的沉积，保持动脉血管的弹性，防止动脉粥样硬化和高血压的发生。中医认为，白薯"性甘温，功能滑肠通便，健胃益气"，是一种良好的保健食品。当然，白薯毕竟产生一定的热量，不加控制的摄入也会导致肥胖。因此，食用时可将白薯代替部分主食，这样就可以发挥减肥的功效了。

108. 光吃水果能减肥吗？

水果中含有多种维生素、矿物质、很低的脂肪和较少的热量，是年轻女性喜欢选用的食品，更有很多人依靠水果来减肥，甚至创造了"纯水果减肥法"。他们每天三餐只吃水果，如苹果、香蕉、橘子、桃，不吃谷物、蛋、肉和油脂类食物，号称无脂肪低热量减肥法。其实这种减肥法对身体是非常不利的。这样严格的节食方法，最初可能会有很明显的效果，体重显著减轻，也没有很强的饥饿感。水果虽然有大量的水溶性维生素、碳水化合物、矿物质、膳食纤维，但是蛋白质和脂肪含量极少，提供的营养不够均衡，如长期只吃水果，对人体的内分泌、消化系统、免疫系统等都将产生不利影响。同时，水果中的非血红素铁难以被人体利用，长期用水果当正餐，肯定会引起蛋白质和铁的摄入不足，从而引起贫血、免疫功能降低等现象。而"纯水果减肥法"只是消耗身体原有的蛋白质、脂肪和水分，因此后期减肥效果会逐渐变差，体重停止下降。不只如此，"纯水果减肥法"还有害于健康，使减肥者逐渐感到倦怠乏力、身体抵抗力下降，出现低蛋白血症，身体水肿，继而由于体内水分的聚积，体重又开始增加。由于机体营养不良，皮肤的营养也不足，出现皮肤干燥、脱屑，皱纹增多，严重影响容貌。因此，减肥者仍应适量摄入一定量的优质蛋白质、少量的脂肪来维持身体的基础需要，而不宜采用"纯水果减肥法"。

109. 减肥者如何才能消除饥饿感？

肥胖者减肥是一件非常"痛苦"的事情，以往喜欢吃的食物不能多吃，能吃的东西也不能放开吃，每天忍饥挨饿，非常难挨。该怎样才能控制自己的食欲呢？减肥者首先要端正自己的减肥态度，充分认识到肥胖不但影响美观，而且对身体会产生危害，必须下定决心减肥。减肥首先就要从限制饮食摄入做起。其次，减肥者应认识到科学的减肥饮食不会导致营养不良，从而克服隐藏在思想深处的对减肥下意识的恐惧心理。同时，还需要认识到人体的胃是一个容量器官，以往摄入太多的食物导致胃容积很大，刚采用节食疗法时，进食量突然减少，容易产生"食不果腹"的感觉。但只要适应几天，"胃饿小了"，这种饥饿感就会减轻，从而坚定减肥的信心。

以下几点可能对于消除饥饿感有所帮助：①细嚼慢咽，延长进餐时间，可以减少饥饿感。②以低热量、高容积的食物代替高热量食物，多吃蔬菜、粗粮等产生很大容积的食物，饥饿感也就消除了，还能控制热量的摄入。③精力分散法，避免各种产生食欲的因素刺激，多做运动、散步、看电影等事情分散对食物的注意。④多饮水，尤其是饭前多饮水，可以增加饱腹感，让自己吃饭时不会吃太多，也会有利于节食。⑤少量多餐，每日将热量分开，进食4~5餐，可使胃充盈，不至于感到饥饿。⑥调整进餐顺序，进餐时先吃蔬菜，再吃肉类等蛋白质类食品，最后吃碳水化合物类食品，这样可以减少热量的摄入，减缓胃排空速度，不至于那么快感到饥饿。还有些人的饥饿只是心理性的，而不是生理性的，经过一段时间的适应，养成新的饮食习惯，这种现象会自然消失。

110. 什么样的进餐次数和进餐模式有利于减肥？

减肥者非常关心每日吃几餐最有利于减肥。一般来说，减肥者应该定时定量进餐，根据自身具体情况决定餐次。如果每日按时工作，生活规律，可以每日三餐进食。三餐食物应做到营养均衡，晚餐热量应略低于早、午餐，同时在餐后应坚持体育锻炼。有些人生活不太规律，或者减肥过程中饥饿感较强，难以忍受。对这些人我们推荐采用少量多餐方法，以取得较好的效果。具体做法：每日将总热量分为6~8次摄入，早餐不吃太多，节省下来的热量在上午9~10时再略加餐。中午的热量也省出1/3，在下午的3~4时加食1个水果。晚餐少吃，达到六成饱，在睡前半小时或运动锻炼后半小时再进食少量牛奶、饼干等食物。这样做可以使胃内始终有一些食物而不至于感到太饥饿，同时将所吃食物充分消化吸收，保证节食期间的营养供应，不会发生营养不良。但是需要注意的是，必须做到少量多餐而不是多量多餐，每次都要摄入少量的食物。如果每次摄食都不算少，进餐次数又很多，总热量必定超标。同时要注意不能选用太多的肉类、坚果类、油脂类等高热量的食物，因为少量多餐有利于消化功能的改善，良好的消化功能将会使更多的脂肪储存起来。

现在还有一种间歇性断食减肥法，有 16+8 轻断食、隔日断食、52 断食等模式。16+8 轻断食即每天禁食时间控制在 16 小时、用餐时间控制在 8 小时。进食的 8 小时可灵活安排，比如用餐时间可设定在中午 12 时到晚上 8 时，其他时间不再吃任何东西。隔日断食，通常是 1 日正常进食，而隔日禁食或将进食热量控制在 500 ~ 600 千卡。52 断食即在 1 周 7 日中挑选 5 日正常进食，再挑选 2 日禁食或低热量进食。有研究表明，间歇性断食有助于减肥，也有利于细胞的健康，但通常需要长期坚持。另外，对于胃肠炎病人，一般是不建议使用间歇性断食的，有可能会导致病人出现胃胀、腹泻等不良症状。

111. 一日一餐减肥法会影响健康吗？

一日一餐虽然有减肥作用，但是这种方法对身体是有损害的。人经过长期的适应性改变，已经适应每日进食 3 餐，而且消化道的消化和吸收时间也适应这种时间间隔，如果进餐时间间隔过长，则容易出现比较长时间的血糖水平偏低，容易导致脑部和其他组织的能量缺乏，而脑部的能量供应，只能由糖提供，不能利用脂肪等组织，所以更容易使脑部受到损伤。一日一餐减肥法对胃肠伤害也很大，因为长时间空腹导致胃长时间处在一个排空的状态，可能导致胃酸分泌异常，这样极容易出现萎缩性的胃炎。一日一餐的减肥法还保证不了身体所需要的蛋白质、碳水化合物、脂肪、维生素等营养物质的供应，长时间如此容易引起营养不良，导致贫血等疾病，还可引起女性月经不调等妇科疾病。因此不建议使用这种减肥方法。如果需要减肥，可以评估自身体脂情况，合理制订减肥计划，保证饮食摄入均衡，减少脂肪摄入，保证优质蛋白及碳水化合物的合理比例，在减少热量摄入的基础上进行必要的体育运动，达到健康减肥的目的。

112. 为什么细嚼慢咽有助于减肥？

有研究者用同样的食物、同样的量进行调查研究，结果发现，肥胖者用 8~10 分钟吃完了，而消瘦者却用了 13~16 分钟。根据这种观察，研究者用减慢进食速度的方法来进行减肥试验，并取得了良好的效果。研究证明，减慢进食速度可以减肥。分析细嚼慢咽有利于减肥的原因，可能在于食物进入人体后，体内的血糖会逐渐升高，当血糖升高到一定水平时，大脑饱感中枢就会发出停止进食的信号，避免进食过多。如果把食物细嚼慢咽，就能帮助人体更好地消化和吸收，这样血糖就会开始上升，刺激大脑，有效地减少食欲，避免吃得过多，从而达到减肥效果。饮食过快时，血糖还来不及升高，大脑还来不及作出反应，饭就已经吃了不少了。当大脑终于发出停止进食的信号时，人们往往就已经吃了过多的食物，从而因摄入过多的热量而导致肥胖。所以建议减肥者克服"狼吞虎咽"的毛病，坚持细嚼慢咽的进食习惯。

113. 什么样的减肥速度对身体最好？

绝大多数减肥者都希望体重下降越快越好，越多越好，最好"一天减成个瘦子"。但是这样做往往收效甚微，"欲速则不达"，甚至危害身体，危及生命。减肥需要循序渐进，因为思维方式、脂肪、肌肉和各个器官都需要时间去适应新的生活方式。肥胖是多年脂肪积累的结果，要想恢复良好的体形也需要很长的时间，不能急于求成。实际上减肥的最佳速度和效果是因人而异的。

减肥的过程一般可表现为三种类型：第一种是体重平稳下降，每周或每月减少 0.5～1.0 千克；第二种是减肥开始 1～2 个月体重无明显变化，之后才开始下降，而且速度较快；第三种是体重最初下降很快，甚至每周 1～2 千克，然后停止下降数周甚至数月，就是大家常说的"平台期"，接着体重又逐步下降。显然，第一种类型比较平稳而且顺利，不会发生太多的危险，减肥者也容易坚持减肥，也是比较推荐的减肥速度。第三种情况比较常见，节食减肥时，开始体重下降较快，这主要是组织蛋白和水分丢失较多的结果。随着减肥的继续进行，氮平衡逐渐维持，脂肪组织消耗缓慢，体重下降也不明显。此时，如果再坚持下去，机体会开始消耗脂肪组织，体重又开始下降。这就要求减肥者有极大的恒心与信心，清楚地了解减肥的过程和正常的生理变化，既不情绪急躁也不悲观失望而放弃减肥。

114. 怎样才能将减肥成果长久地保持下去？

经过千难万险终于将过多的体重减至正常，体形也恢复了苗条，接下来的问题就是如何保住这得来不易的胜利果实呢？首先，就要端正减肥的态度，千万不可有放松的思想。要知道，减肥不容易，可丧失减肥成果的隐患却随时都存在于您的身边。很多减肥者确实历经磨难，达到预想的效果。心想这回好了，总算可以松一口气了，放纵自己几天吧。谁知减肥千辛万苦，才放松几天的时间，体重又恢复到原有水平，结果非常苦恼，要想减肥只好重打鼓另开张。所以，减肥初见成效者必须认识到减肥是一项长期的任务，减肥容易守瘦难。减肥的饮食方式、体育运动都是需要长期坚持，甚至终生坚持的。其次，节食并不意味着挨饿，节食方法应该是科学健康的饮食，对身体是有益的，应当坚持改变原有的不良饮食习惯，逐步建立正确的膳食方式。最后，对于减肥过程中的体育锻炼，应尽可能化被动为主动，忘记是在"锻炼身体"，而只想自己在玩，在娱乐，让自己乐在其中，进而把为了减肥所进行的体育锻炼转化为一种乐趣和习惯。完成这种心理上的转变，就能达到终生保持理想体重的目标。也就是说，真正想保持好减肥效果，需要维持健康的生活方式，良好的饮食习惯和体育锻炼一刻都不能放松。

115. 什么是全饥饿减肥法？

全饥饿减肥法是一个古老而确有疗效的减肥方法，但必须谨慎选择对象。只有那些没有合并疾病，愿意积极合作而且急于取得疗效的重度肥胖者，才适合此种减肥方法。其执行方法是每日饮用无热量饮料，如茶、黑咖啡、矿泉水、蔬菜汁，口服维生素制剂，每日静躺于床上，坚持10天为一疗程。这种减肥法效果可较明显，一般男性每周可减重2~3千克，女性略少于此数值。执行此方法10天后，用2~3周时间逐渐增加进食至符合营养需要。节食开始的几天可能有较强的饥饿感，过3~4天可能出现轻度的酮血症，之后饥饿感逐渐消失。

值得强调的是，全饥饿减肥法具有很大的危险性，有可能出现酮血症、电解质紊乱、低血压等不良反应，还可能使组织蛋白质损耗较多，导致营养不良。减肥者可能食欲逐渐消失，这对于健康也是非常不利的，还可能诱发厌食症。因此，掌握此种减肥法的适应证十分重要。治疗必须在医院特殊的代谢病房的密切监护下才能进行，切不可自行试用。而且，减肥过程必须在医护人员的监护之下，一旦出现问题须及时纠正。全饥饿减肥法每年最多进行一次，次数过多有损健康。正在发育的年轻人、60岁以上的老人及孕妇、哺乳期女性，绝对不要使用此法。总体而言，我们并不提倡使用全饥饿减肥法进行减肥。

116. 什么是高脂肪膳食减肥法？

高脂肪膳食减肥法，就是目前比较流行的一种生酮饮食减肥法。在饮食中大幅度地用脂肪代替碳水化合物的摄入，在限制热量的基础上，提高膳食中脂肪的比例，最好能够达到总热量的90%。由于碳水化合物摄入极少，肝脏便会将脂肪转换为脂肪酸和酮体，酮体运到脑部取代葡萄糖成为能量来源。在该状态下，身体开始燃烧脂肪以获取能量，达到减肥的目的。这种减肥方法认为，高脂肪膳食在节食初期可以避免刺激内生胰岛素的分泌，并有利尿的作用可以帮助减肥。此外，高脂肪膳食在体内氧化不完全，使尿中排出大量酮体、柠檬酸、丙酮酸等有能量的物质，也有一定的减肥作用。而且高脂肪膳食比其他食品有更强的饱腹感，在脂肪代谢过程中产生的酮体可以抑制食欲，使减肥者更容易坚持减重膳食。高脂肪膳食还可以减少机体蛋白质的消耗，使减下的重量以脂肪的比例为主，从而达到减少脂肪的目的。

实验证明，提高高脂肪膳食中多不饱和脂肪酸的比例，可以促进体内储存脂肪的氧化分解，有利于减肥。但是，由于高脂肪膳食只摄入极低的碳水化合物，极易引发低血糖，出现恶心、头晕等症状；由于酮体经肾脏代谢排出，会增加肾脏负担；有的人对高脂肪饮食不耐受而出现腹泻；有的人由于缺少膳食纤维而引发便秘。高脂肪饮食还容易导致一系列心血管疾病，我们不主张大量应用高脂肪膳食进行减肥，希望减肥者采用更加科学的方法安全减肥。

 117. 什么是循环周期减肥法？

循环周期减肥法要求减肥者在第一周前三天每天摄入600~800千卡热量，后4天每天摄入1000~1200千卡热量；第二周每天摄入

1200~1400 千卡热量；第三周再重复第一周热量。在 600 千卡阶段，每天选用 100~150 克主食、80 克肉类、1~2 个水果、多量的蔬菜。在 1000 千卡阶段，可以再加 50 克肉、蛋或 1 匙油脂，50 克主食。在 1200 千卡阶段，还可以再加一袋奶。在节食的过程中还要注意配合运动锻炼，每日饭后体力活动不应低于半小时，综合治疗才能起到效果。此方法要求每日摄入热量略低于维持正常营养所需的热量，因此需要适当补充维生素，在限量范围内增加动物类蛋白质食物的摄入，同时注意多选用绿叶类、根茎类蔬菜和水果，以得到更好的饱腹感，有利于减肥的执行。这样一个疗程下来，体重可以下降 3~4 千克。停止节食 3 周后再开始上述循环。循环周期减肥法对于身体健康的发胖者是非常有效的，但不适用于糖尿病病人、孕产妇、儿童、青少年等。

118. 什么是进餐时差减肥法？

据现代科学研究，人体内进行的各种生理活动在一天内的各个时间是不尽相同的。通常情况下，人体的生理活动是早晨比下午强，下午又比晚上和夜间强。人体每日新陈代谢的高峰时间在早 8 时至 12 时，如果在新陈代谢低的时候进餐，可能引起脂肪的沉积，因此把吃饭时间避开新陈代谢低的时间，就能达到减肥的效果。研究发现，在人们的一日三餐中，下午进食对体重的影响要比上午大。进食同热量的食物，晚上进食要比上午进食更容易增长体重。因此，我们建议早餐应至少是一天食量的 35%，晚餐不能超过一天食量的 30%，而晚餐后尽量不要再吃任何零食。这种减肥法就像打排球的 "时间差" 扣球，减肥也可通过时间差减肥法达到。国外有人把这种减肥方法称为进餐时差减肥法，又称控食法。有的专家甚至说："吃饭时间的选择，对于体重的增减来说，可能比人体摄入的热量更重要。"

119. 什么是 16+8 轻断食减肥法?

16+8 轻断食减肥法是最近比较流行的一种减肥方法，它是指每天进食的时间控制在 8 小时内，在 8 小时的进食时间内，要合理安排饮食，进食的量要适当，不要一次性吃太多，并且在进食时要尽量选择健康的食物，其余 16 小时就是断食时间，断食时间除了水和黑咖啡不能吃其他食物。16 小时断食期间，身体无法从食物中获取能量，这时身体就要消耗体内的糖原供能，之后分解体内脂肪供能，从而达到减肥的目的。断食还可以让肠胃得到充分的休息。这种减肥法相对灵活，不需要减肥者做太多的改变，不会过分限制饮食，只需要控制自己的进食时间，其他时间可以按照自己的喜好进行活动，无须过多的精力投入。

120. 怎样选择正确的减肥方法?

选择正确的减肥方法有助于取得良好的减肥效果，要因人、因时、因地、因利来选择适合自己的减肥方法，以利于自己持久地坚持减肥。

（1）因人：是根据减肥者肥胖的程度和并发疾病的特点来选择减肥方法。如果仅为超重或轻度肥胖，应当以节食治疗辅以体育锻炼，坚持不懈，将体重维持在理想范围内。中重度及以上的肥胖者除节食和运动外，可辅以一定的减肥药物，甚至减肥手术。如果合并代谢性疾病，就要专门配制适合疾病的膳食。

（2）因时：每天进食、运动的时间应相对固定，不论从何时开始减肥都要坚持下去。大家可以根据自己的时间选择运动的项目，比如可以每天进行不少于 30 分钟的有氧运动，如跑步、快走、游泳、骑自行车；如果没有整块时间参加活动，可以抽 10~15 分钟做些形体训练，如健美操、打拳，每天 2~3 次，即使出差在外也不中断。

（3）因地：指的是减肥的场所，健身房、运动场、游泳馆等都是良好的减肥场所。如无上述场所，自己家也可以。其实只要坚持运动，无论在什么地方锻炼都是有益于健康的。

（4）因利：是指提高经济效益，做到少花钱、多办事。很多减肥者为了快速不费力的减肥，幻想不节制饮食，靠药物就能减轻体重，于是花很多钱买减肥药、减肥茶、减肥器械等。须注意，选用这些减肥产品时应特别注意，不要轻信其夸大的宣传。减肥还是要"管住嘴，迈开腿"，坚持三餐控制热量，合理膳食，均衡营养，加强体育运动，一定可以达到目标的。

121. 什么样的进餐习惯有助于减肥？

良好的进餐习惯是取得并保持理想减肥效果的必要保证。注意餐桌上的一些细微之处，往往会收到意想不到的功效。

（1）不怕剩饭：要将"留下食物的勇气"变为"留下食物的习惯"。那些经历过困难时期的人们，往往不能容忍自己碗碟中或者餐桌上剩下食物，拼尽全力也要将食物吃光。"省得剩下"，这是一种最容易导致饮食失调和肥胖的不良习惯，必须改变。

（2）细嚼慢咽：对于吃饭较快的人，建议每口咀嚼 20 次以上，细嚼慢咽不仅有利于减肥，还能帮助消化。

（3）规律饮食：吃饭要有规律，定时定量，保证营养均衡，早餐一定不可省略。

（4）饭前喝水：饭前喝一杯水可以增加饱腹感，减少进食量。再添一碗饭前，先喝一杯水，等待一段时间，能使饱感中枢产生饱感而控制食欲。

（5）专心吃饭：不要边吃东西边做事。一边做事一边吃东西，无法集中注意力，容易在不知不觉中超量进食，同时没有专心品尝菜肴美味，可能在饭后还想再吃，而破坏了节食计划。

（6）远离引诱：应尽量避免和吃得很快的人或食量很大的人共餐，否则您将很容易被引诱多吃一些。尽量远离高热量的食物，防止自己控制不住而食用。

（7）不要伸手：不要养成随手就可取食食物的习惯。身边不要放置容易吃到的食物，尤其是零食。因为零食不仅没有太多营养，而且很容易导致热量过剩。

122. 少吃主食、多吃副食就可以减肥吗？

减肥的关键是要限制每天摄入的总热量，如果副食的热量高而又不限制摄入量，仅靠减少主食摄入是不能成功减肥的。很多节食减肥者误认为主食是导致肥胖的罪魁祸首，也就简单地将减少主食作为节食的主要手段，认为减肥就是不吃或少吃饭。谁知经过一番痛苦的煎熬，不但没瘦反而增肥，于是就慨叹减肥太难而怅然放弃。其实，这只是因为没有真正掌握节食减肥的科学方法，导致盲目减肥，吃了苦却没有收到效果。

让我们来看一下主、副食中都有些什么。主食就是五谷杂粮，它们负责产生人体需要的大多数能量，如果摄入过多就容易转化为脂肪在体内储存，但是如果摄入太少也会导致热量过低而发生营养不良，甚至发生各种疾病。副食可分为纯蔬菜和肉、蛋、奶、豆类。蔬菜一般产热很低可以放心食用，而后面几种则脂肪含量较高，同样可以产生很多热量，也会引起发胖。不了解这种情况，减肥者在少吃主食的同时，自然而然就需要多吃副食来得到每日所必需的能量，再加上炒菜时放入的大量烹调油，就生成超量的热能，更加容易发胖。因此单纯少吃主食并不能减肥，关键还是要限制每天摄入的总热量。在满足日常生活所需的前提下减少能量摄入，再辅以运动锻炼才可以做到真正减肥。

123. 少吃饭菜、多吃点零食能够减肥吗？

少吃饭菜、多吃零食是不能减肥的。有些节食减肥者经常感到很奇怪：吃饭的时候已经很注意了，饭菜都吃得很少，也注意体育锻炼，减肥效果仍不明显，甚至体重增加。仔细询问他们的饮食习惯，发现他们饭菜吃得确实不多，有的还低于正常营养需要。但是他们在茶余饭后常与零食为伴。他们的理由也很简单，零食体积很小，吃着也不甜，适当吃点还会缓解肚子饥饿。其实，这也正是他们减肥效果欠佳的原因。

零食包括膨化食品、坚果类食品、果脯、冷饮等。膨化食品体积较大，香脆可口，但是一般都要过油，因此含油量很高。坚果类食品，如花生、瓜子、核桃、松仁，体积小，口感好，饱腹感强，但是它们本身含有大量的脂肪，产热量很高。果脯、冷饮等含有较高的糖分，摄入太多也会导致热量超标。减肥者看电视、玩手机时吃着这些零食，很难将花生或者瓜子控制在"一把"之内，结果不知不觉就摄入了极高的能量，虽然三餐吃得并不多，但每日所吃食物的总热量已经超过需要，减肥效果欠佳的原因就在于此。因此，节食减肥最重要的是计算每日进食所有食物的总热量，达到身体平衡需要，不能只注意三餐吃多少。零食过量往往是减肥者的大忌。

124. 减肥者如何在购物时抵制食物的诱惑？

减肥者在节食过程中难免要逛逛商店，店中琳琅满目的食物实在是一个巨大的诱惑。是买着吃还是不买不吃，对自己的心理是一个痛苦的折磨。这时就需要您做一个理智的减肥者，坚持减肥决不动摇。首先，您最好养成餐后逛街的习惯。俗话说"饿了吃糠甜如蜜"，当我们感觉饥饿时，每一样食物看起来都非常诱人，本来是单纯地到商店购买一些必需品，却常常因此而买下很多食物。俗话说"饱了吃蜜也不甜"，吃饭后在肚子感觉饱的时候再去购物，饱腹的感觉有助于提高自制力，帮助抵抗食物的诱惑。其次，在离家之前，先准备一张购物清单，并且约束自己只买清单上的物品。这样，在还没有受到食物的诱惑之前就已经决定要买什么物品了。最后，如果需要购买食物，要尽量购买生的、需要烹调的食物。如果买只鸡自己回家烹调，就要花费一定的时间和力气，而且结果可能大不一样，进食的冲动可能因为烹调时间的延长而逐渐减弱或消失。这样可以避免购买熟食后，进食冲动而直接将食物吃掉。因此，在逛超市时，采取种种方法来缓解自己对食物的渴望，可以帮助您最终达到减肥目的。

125. 减肥期间，在外就餐时须注意什么？

现代生活中免不了在餐厅吃饭，或在餐厅与人交流。这对于正在节食减肥的人们来说又是一种考验。减肥需要一个规律的生活和严格的作息制度，而到餐厅进餐就非常容易破坏这种规律。在餐厅进食很容易超过节食所要求的热量，这也是对节食者减肥意志的磨炼。其实，偶尔一餐的过量进食，即使一餐超过 5000 千卡，也只会对体重产生较小的影响。但重要的是，一次放纵对于减肥态度的影响。另外，即使在餐厅进餐，也应注意少选用高糖、高脂肪、高热量的食物，对于油炸、油煎的食物要敬而远之，可以选用一些蛋白质含量高的菜，以清淡做法为佳，如白灼虾仁、清蒸鱼。如果餐桌上肉、蛋类较多，应尽量再要求一些纯素菜，只要吃的肉类、油脂超过了您节食计划所规定的数量，就提醒自己开始吃素菜。餐厅的点心、饮料也要注意少用，它们都含有较高的糖类，会直接导致热量超标。不要小看酒中的热量，白酒、啤酒尽量少喝或不喝，可用矿泉水、乌龙茶等热量低的饮品代替。此外，在赴宴过程中，要坚定自己的减肥意志，做到初衷不改。最后需要提醒的是，超量进餐后一定要让自己加大运动量，以消耗掉多余的热量。同时，减肥者在餐厅进餐后，要尽快回到节食生活中去，继续规律减肥。

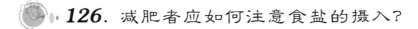

126. 减肥者应如何注意食盐的摄入？

减肥者在膳食中应当注意减少食盐的摄入，一方面是食盐摄入太多可能使血压升高；另一方面是吃东西咸了，容易刺激食欲而无法控制饮食。正常人每天仅需要 0.5~2.0 克盐来维持正常的生理功能，可是没有盐，一些菜肴就显得淡而无味，所以多数人每日摄盐量均超过 2 克。按照世界卫生组织的推荐，正常人每天吃盐要少于 5 克，这个量的盐不会对身体产生不利的影响。而据统计，我国居民每日摄入食盐在 10~15 克，北方居民高于南方居民，"口味重"的人吃盐就更多了。有人可能说了，中华人民共和国成立前老北京穷人没什么菜，不是尽吃咸菜疙瘩、酱萝卜吗？也没那么多高血压、冠心病、脑卒中呀。但那时候人吃的东西里也没有这么多油、肉和其他高热量食品啊。所以从某种角度来看，这也是一种今非昔比。按现在的生活节奏和饮食习惯，多吃盐肯定对健康不利。因此我们建议减肥者适当减少膳食中的盐量。最好准备个特定的小勺，能准确知道菜里的盐多不多。在减少炒菜用的食盐的同时，还应减少一些含盐量高的食品，例如所有的腌制品、熏干制品、咸鱼、鱼片；所有的罐头类制品，包括罐头肉、鱼、蔬菜等；浓肉汤、方便面的汤料末；外卖的油炸食品，如比萨饼、薯条、炸鸡；一些香肠、火腿、海产品。值得注意的是，酱油也不能摄入过多，大约 6 毫升酱油相当于 1 克食盐的量。因此限制食盐要减少各种各样的盐。如果您感到食之无味而严重影响生活质量，可以适量用含钾盐代替含钠盐，含钾盐对身体影响不大。但是我们仍建议您尽量锻炼自己去适应少盐的口味。您也可以用葱、姜、蒜、鸡精等多种调味品制出多种口味的菜肴，使生活不至于太"乏味"而保证饮食治疗的顺利进行。

127. 制作减肥餐有哪些需要注意的？

在减肥过程中，烹调食物时要控制油、糖及盐的用量，避免在烹调过程中过多增加食物的热量。否则，即使您选择的即使全都是低热量食物，也可能因烹调方法不当而前功尽弃。

烹调过程中许多因素可能影响减肥的效果。首先，控制烹调用油，由于油脂中含有极高的热量而容易导致肥胖。因此应当改善烹调手段，减少或不吃油炸、油煎食品。每日应使用低于 20 克的烹调用油，维持减肥效果，可以多用蒸、煮、炖、拌等少油制法，如清蒸鱼、煮牛肉、炖豆腐、凉拌芹菜。过油的菜肴应将油滴干后才进一步加工。如果菜肴中使用肉类较多，就可以配一些绿叶蔬菜，采用水煮或凉拌的方式，既可以饱腹又能减少脂肪摄入。其次，做菜时要少放糖、盐。摄入的糖过多也会转化为脂肪，而过多的盐会增进食欲，升高血压。有些习惯于南方口味的人在炒每一道菜时都习惯放些糖，这也会在无形间增加食物的热量，导致肥胖。可以用葱、姜、蒜、味精、鸡精、料酒等来获得菜肴的美味。如果习惯吃沙拉，则要注意沙拉酱不要太多。有人喜欢吃火腿或鸡蛋沙拉，这也会增加脂肪或蛋白质的摄入。还有人喜欢吃烧烤食物或用微波炉烹调，这时应将肉类表面的油脂去除后再吃。总之，应当避免一切多油、多糖、多盐的烹调方法，才会减肥成功。

128. 患高脂血症的肥胖者应该怎样减肥？

肥胖者非常容易并发高脂血症，这是因为肥胖者进食量大，造成体内脂肪含量过高，而肥胖者的运动量又少导致脂肪的消耗少，最终造成血浆中胆固醇和甘油三酯的量超过正常值，进而增加心脑血管疾病的患病概率。血液中的脂肪大多由食物提供，这也说明了饮食治疗对防治高脂血症的重要性。

膳食中脂肪的 95% 是甘油三酯，它们广泛存在于动物、植物食物中。按照化学结构，脂肪可以分为饱和脂肪酸、单不饱和脂肪酸、多不饱和脂肪酸，其中，饱和脂肪酸容易导致血脂升高并易引起心脏病。不饱和脂肪酸则对心血管有一定保护作用，能降低血液中的胆固醇，减少大血管壁上的甘油三酯斑块，且不饱和程度越高，这种保护作用越强。动物性肉类、奶制品（尤其是奶油）、动物性油脂（尤其是猪油以及牛、羊的板油）含有较多饱和脂肪酸。而植物性食品，如花生油、菜籽油、橄榄油、坚果类食物则含有较多不饱和脂肪酸。需要注意的是，虽然植物油中含有较多的不饱和脂肪酸，但它们是油脂，含热量极高，也不能随意应用。胆固醇仅存在于动物性食物中，如蛋黄、动物脑、肝脏、肉类的脂肪层、鱼子及奶油制品中。

合并高脂血症的减肥者，应坚持低脂肪膳食，每日膳食中脂肪总量不超过 50 克，烹调用油在 15~20 克，还要注意"看不见"的脂肪，如果仁。选用海产品、豆制品代替部分陆生动物肉类对调节血脂有利。减肥者应增加富含膳食纤维和维生素 C 的食物，饮食中应包含较多的粗粮、蔬菜、水果。此外，一些食物如洋葱、大蒜、香菇、木耳、海带、紫菜、魔芋都有一定的调脂作用。合并高脂血症的肥胖者还应该适当运动，在生活中根据自身情况选择合适的运动方式。可以选择一些有氧运动，如慢跑、快走、游泳、健身操，每天坚持运动，增加脂肪的消耗，帮助减肥。

129. 患痛风的肥胖者应该怎样减肥？

痛风是由体内嘌呤代谢紊乱，使血液中尿酸增多而引起的一种以关节炎反复急性发作为主要表现的代谢性疾病。高尿酸血症是痛风的病根所在。人体的尿酸是由食物中的嘌呤分解和体内自身代谢产生。痛风发作时常表现为下肢关节的突然疼痛，无法忍受，以踇趾为最常见，严重者甚至可以导致尿酸盐在肾脏沉积，最终发生肾衰竭。

现代科学研究发现，营养过剩是痛风的重要发病因素，痛风者大多数有高热量、高蛋白、高脂肪的饮食习惯。因此，肥胖合并痛风病人一定要改正不良饮食习惯，做到严格限制嘌呤的摄入，减少脂肪的摄入，适当控制蛋白质的摄入。①限制脂肪的摄入：因为在人体代谢过程中，脂肪会被分解为酸性酮体，会对尿酸排泄造成一定阻碍，间接增加人体的尿酸水平。痛风病人每日脂肪摄入总量应不超过 50 克，烹调中多采用蒸、煮、炖、汆、卤等用油少的方法。②适当控制蛋白质的摄入：以谷类、蔬菜、豆类等植物类食物作为蛋白质的主要来源，动物类蛋白应多选用奶、蛋类。③限制嘌呤的摄入：这对痛风病人非常重要。动物内脏、鱼子、沙丁鱼、浓肉汤、干豆类等食物都是痛风者的大忌，需要在饮食中严格限制。④其他：肥胖的痛风病人要多饮水，每天保证 2000~3000 毫升的饮水量，可以帮助体内过多的尿酸自尿液排出。多吃富含 B 族维生素和维生素 C 的水果、蔬菜，对防治痛风也有帮助。此外，痛风病人还必须禁酒，特别是含酒精量高的白酒或烈性酒，它们可能会诱发痛风的急性发作。

130. 患肾脏病的肥胖者应该怎样减肥？

合并肾脏病的肥胖者的节食安排往往比较困难，既要保证热量，又要限制蛋白质、脂肪。病人往往因为肥胖导致的高血压、糖尿病没有得到良好的控制而最终影响到肾脏。肾功能不全时，病人一般食欲较差、进食量少，在减肥过程中要防止营养不良的发生，否则可能危及生命。但是，由于肥胖可能导致血压难以控制，并加重对肾脏的负担，因此病人仍需要在医生的监护下进行减肥。

在饮食方面，关键的问题在于限制蛋白质的摄入。膳食高蛋白可能加重肾脏的高滤过状态，从而加重肾脏负担，导致肾功能进一步损害，同时会增加体内氮代谢产物的生成和潴留，此时应用低蛋白膳食减少对肾脏的损害。但是，低蛋白膳食并非就是以素食为主或不吃肉类，而是在限制蛋白质摄入总量的前提下，减少植物蛋白的摄入，增加优质动物蛋白的比重。推荐每天摄入优质蛋白质为 0.6～0.8 克/千克体重。在限制蛋白质的同时要保证总热量摄入的充足，以确保生命活动所需要的能量。可以采用南瓜、土豆、红薯、山药、芋头、藕粉等含热量较高但含蛋白质量很低的食物来代替部分米面类主食。病人还要避免高盐饮食。蔬菜、水果可以不严格限制。但是，病人仍要适当限制脂肪的摄入，以避免热量更多导致肥胖的进一步加剧。除此之外，病人还可以每天进行适当的运动来帮助减肥，如慢跑、游泳、打羽毛球、跳健身操、骑自行车、饭后散步。长期有规律的运动可以改善脂肪代谢紊乱，有助于病人减轻体重。需要注意的是，肾脏病肥胖者运动量一定要适宜，须在医生的指导下进行，切忌盲目加大运动量。

131. 患骨质疏松的肥胖者应该怎样减肥？

合并骨质疏松的肥胖者，减肥时应在坚持普通节食减肥原则的基础上适当增加钙的摄入以及促进钙的吸收。骨质疏松是指骨组织内单位体积中骨量减少产生的综合征。大家都知道，骨是由骨基质和钙盐组成的，所谓骨基质就是骨里的蛋白质，是骨中软的部分，而钙盐则是骨中硬的部分。骨质疏松是骨基质和钙盐等比例的减少，导致骨吸收大于骨形成或骨成分与骨量丢失所形成。骨质疏松时，骨会变得又松又脆。骨质疏松最常见于老年男性或绝经后妇女，并随着年龄的增加骨质疏松更加明显。肥胖者也会发生骨质疏松，而且出现骨质疏松后，容易因为行动不便、运动过少而导致骨质疏松进行性发展，或者因为身体笨重，容易跌碰而发生骨折。

肥胖者可通过饮食调整，以达到减肥的同时，又有效防治骨质疏松发生的目的。首先，仍需要坚持普通节食减肥的一切原则，在此基础上适当增加钙的摄入。每天饮食中的钙质应达到 1000~1200 毫克。富含钙的食品有奶制品、豆制品、部分海产品、蔬菜、水果等。但是，防治骨质疏松的关键不是补多少钙，而是如何促进食物中钙的吸收。维生素 D，特别是生物活性甚强的 1,25-二羟维生素 D_3 有助于钙的吸收。此外，维持食物中正常的钙/磷比值，可以使骨中的钙溶解和骨生成保持正常，减少骨质的丢失。摄入充足的优质蛋白质和维生素 C 也可促进钙的吸收。奶中的乳清蛋白、蛋中的清蛋白、骨中的骨清蛋白都含有胶原蛋白和弹性蛋白，可以促进骨合成，因此奶制品、骨头汤和豆制品都是钙的良好来源。此外，多晒太阳，适当补充维生素 A 等也都是防治骨质疏松的好方法。加强体育锻炼不但可以减肥，还能增强体质，促进骨基质的合成及骨钙的沉积。

132. 患糖尿病的肥胖者应该怎样减肥？

糖尿病可谓是肥胖者的"专业病"了，因为有大约 60% 的 2 型糖尿病病人都有肥胖或超重史，而肥胖者患糖尿病的概率比非肥胖者要高 5 倍。从某种角度来说，肥胖就是 2 型糖尿病的"摇篮"。肥胖者细胞膜上的胰岛素受体减少，而且受体的敏感性下降，这都会导致胰岛素的需求量猛增。结果肥胖者的胰岛不得不竭尽全力、勉为其难地工作，分泌更多的胰岛素，以保血糖不至于升高，久而久之胰岛功能衰竭，分泌不出足够的胰岛素了，这时就往往容易发生糖尿病。同时，肥胖、糖尿病、高血压、血脂异常症往往接踵而来，"四害"同至，对健康的威胁就大大增加。因此，在治疗 2 型糖尿病的过程中，减肥成为关键。

伴有肥胖的糖尿病病人首先需要检查自己的生活习惯，有哪些不符合减肥的原则，比如是否吃零食、三餐分配是否合理、油脂类食物是否摄入过多、体育活动是否坚持、活动强度是否适合。然后就要开始节食计划，先按照糖尿病饮食的原则配制食谱，在此基础上减少热量的摄入，使之略低于消耗量，减低热量的速度应根据肥胖程度和病人的耐受能力逐渐进行，不宜过快。蛋白质摄入量不宜过低，多选用鱼、禽肉、低脂奶制品、豆制品。忌食用高油脂食品，如肥肉、油炸食品、奶油制品。多吃绿叶、瓜类蔬菜和粗粮等既可饱腹，又能补充维生素、无机盐和膳食纤维的食物。三餐平均分配热量，少量多餐可以促进吸收，减少饥饿感。

糖尿病病人决不能采取饥饿疗法来减肥，以防止低血糖的发生。运动锻炼的时候应尽量选择餐后活动，选择比较温和的运动项目，不要运动量过大，比如饭后可以通过散步来消耗体内脂肪，帮助减轻体重。

133. 儿童肥胖者应该怎样减肥？

儿童肥胖者进行节食治疗与成人肥胖者不完全相同，除了坚决执行节食计划外，还要考虑到儿童正处于生长发育时期，应避免过分限制饮食。适宜的饮食治疗应该是对儿童进行指导而不是强制。肥胖儿童的减肥应以不妨碍生长发育、不影响正常的学校生活和日常生活为原则。对肥胖儿童的节食治疗更要注意荤素搭配，食物多样化，蛋白质量要充足，但也要防止动物性脂肪摄入过多。每天热量宜在1600~1700千卡，其中蛋白质占18%~19%，脂肪占20%~25%，碳水化合物占55%~60%，三餐的热量比例合理，分配均匀。为了便于儿童进行饮食控制，可形象地用红、黄、绿三种颜色食物作为控制的信号，就像路口的红绿灯一样，将食物分为红灯食物、黄灯食物和绿灯食物三种。①红灯食物：如奶油蛋糕、糖果、冰激凌以及所有的油炸油煎食品，都是危险性食物，尽量避免食用，能少吃则少吃。②黄灯食物：包括瘦肉类、蛋类、奶制品以及主食类食物，可以适量食用，但是不能过多。③绿灯食物：包括各种水果、蔬菜，可以随意食用，但要注意炒菜要少放油脂。这种做法可以提高儿童对新饮食的兴趣，有助于他们更好地安排饮食。此外，在饮食控制的基础上，积极地进行体育锻炼，可以获得极好的效果。但应注意运动的趣味性，而且运动强度须适合儿童的体力与耐力，不能过于强求。还要保证儿童充足的睡眠，睡眠不规律、经常熬夜也不利于减肥。

134. 产后女性应该怎样减肥？

产后肥胖是许多女性遇到的问题。既满足哺乳中婴儿的营养需要，又能减去身上多余的脂肪，恢复美丽的体形，成为很多妈妈梦寐以求的事情。一般认为，产后生理恢复期需要 42 天左右，也就是人们常说的"坐月子"阶段，在医学上称为"产褥期"。按照中国传统观念，这个时期往往要求产妇绝对静卧，甚至门窗紧闭、不许通风，更不要说运动了。再加上为了保证乳汁充盈而大吃大喝，导致脂肪在体内堆积，人也变得肥胖。现代科学提倡早期运动，认为早期运动对于恶露的排出、子宫恢复及防止栓塞十分有利。所以，在顺产后 24 小时就可以开始做产妇保健操，包括抬腿运动、提肛运动等，可以促进机体的恢复。产后体形和体态的恢复，则需要半年至一年的时间。哺乳期是产后妇女恢复体形的最好时期，需要产妇对自己从生活、饮食、休养到锻炼加以综合调理，才能达到较为理想的体重水平。首先，在膳食方面要求产妇根据自己的年龄、身高、体重、活动强度等安排合理的平衡膳食，使之既能保证产妇和婴儿的营养需要，又能避免摄入过多的脂肪、糖类，引起脂肪的堆积。特别要注意产妇和婴儿对蛋白质的需求。另外，每天要安排 1~2 次的形体锻炼，可以根据产妇的情况合理选择运动的方式。例如可以参与产妇保健操、慢跑、跳绳、游泳、跳舞等活动，也可以通过擦地板、吸尘、打扫卫生等日常活动，达到锻炼的目的。需要注意的是，运动锻炼开始的时间越早越好，而且每次活动应注意保证在半小时以上。还要保证睡眠质量，尽量早睡早起，养成良好的作息规律。由此可见，产妇需要劳逸结合，合理安排膳食，生活有规律，适当加以锻炼，保持健康的心情。这样做既可以保证婴儿的营养充足，又可以恢复产妇的身材。

135. 能否相信减肥保健品？

大家不要期望单纯依靠减肥保健品达到减肥的目的，减肥最主要的措施还是控制饮食和增加运动，减肥保健品只能起到辅助的作用。相信绝大多数减肥者都有过应用减肥保健品来协助减肥的经历。原因很简单，强大的广告宣传攻势，诱人的宣传语都会让人怦然心动。什么"无须节食，顺利减肥""无须锻炼，脂肪消失""一周减重20千克"等，让那些急于减肥又害怕吃苦的人很自然就接受了这些产品。但是根据目前的研究，还没有哪一种减肥保健品能够达到长期满意的减肥效果。因此需要众多的减肥者擦亮眼睛，做一名理智的消费者。

由于每个人的体质不同，各种减肥保健品的功效也有所不同，所以只有能分辨出肥胖的原因及性质，正确地选择适宜减肥产品及减肥器械，避免盲目乱用，才可以取得好的效果。目前市场上的减肥保健品大致可以分为食用型和健身型。

（1）食用型减肥保健品：大多数食用型减肥保健品都是以低热量摄入为基本原理，让机体摄入的热量远远低于每天所需要的能量，从而热量"入不敷出"，达到减肥的目的。但是，如果减肥保健品中热量极度缺乏，身体在短期内将丢失大量的水分而使体重下降，这种单纯依赖减肥保健品的方法常常容易造成肥胖反弹。还有的减肥保健品是通过抑制食用者对营养物质的吸收或是促进脂肪的消耗，而达到减肥目的的。

选择减肥保健食品，不要只一味重视减肥效果，而忽略了产品的安全性。切勿盲目使用添加有违禁成分的"三无"减肥保健品。一定要通过正规渠道选购减肥保健品，购买的产品标签中必须要有"蓝帽子"标识和产品批准文号，具体批准信息可通过国家市场监管管理总局官方网站进行查询。谨慎选择广告中存在虚假或夸大宣传功效的减肥产品，避免因盲目使用或服用不当而产生健康危害。在使用减肥保健品前，注意仔细阅读产品说明书，尤其是食用方法、食用量及注意事项等。如使用后出现腹泻等症状，应立即停用，严重者还应及时就医。另外，妊娠期及哺乳期女性不适宜服用减肥保健品，这类保健品可能会对母乳喂养的婴幼儿及孕妇子宫里胎儿的生长发育产生不利影响。

（2）健身型减肥保健品：多是用于健身锻炼的器材，也有进行通过局部高速按摩使脂肪动员来减肥的仪器。此类保健用品如果配合正确的饮食治疗，是可以收到良好效果的。

综上，根据个人的具体情况，选择适合的减肥方法，进行饮食控制和体育锻炼，辅以适宜的保健用品，在减肥的过程中是非常重要的。

 136. 不当节食对身体有哪些影响？

在节食减肥中，不当的节食方法常常会导致身体不适，常见以下几种表现。

（1）胃痛：严格限制进食可导致胃容量过低而强烈收缩，产生胃痛的感觉。最好的办法是进食体积大、热量低的蔬菜，多喝水来保持胃的容量。

（2）口臭：许多节食者会发生口臭，这可能与生活习惯改变，体内化学作用发生变化，或是没有摄取足够吸收胃酸的食物有关。此时，节食者可以每天刷3次牙或随身携带无糖口香糖、薄荷糖，必要时可服用适量的抑制胃酸药物。

（3）眩晕：不当的过度节食，可使身体失去大量的水分和钠盐，而钠和水对维持血容量和血压十分重要。此外，缺乏碳水化合物也可能使血压急速下降，使人感到眩晕，尤其是猛然站起时。

（4）头痛：如果在两餐之间和用餐之前发生头痛，可能是饮食中蛋白质、碳水化合物不足而发生的低血糖所致。也有减肥者过度运动锻炼，使体内小血管无法容纳急剧增加的血容量而使血压上升，导致头痛。此时，需要在饮食中适当增加蛋白质、糖类，同时运动量要稍减。

（5）沮丧、抑郁：很多节食者常会感到心烦意乱、情绪不佳，或是有想哭的冲动，这可能是因为节食搅乱了血糖和胰岛素的平衡，血糖过低所致。缺乏钙质或维生素 B_1 也是导致情绪低落的原因。这就需要及时调整食谱，均衡膳食。

（6）疲乏无力：过低碳水化合物的节食法，会使人感到异常疲乏，这是因为身体被迫燃烧太多的体内脂肪，甚至动用了较多的蛋白质所致。这时应多食用碳水化合物、蛋白质和 B 族维生素含量高的食物。

（7）内分泌失调：不当的节食使人体不能均衡地摄入营养，维持身体内分泌的营养成分就会失去平衡，就会造成内分泌失调，严重时会导致女性闭经。此时需要更加均衡地摄入营养，保证各方面的水平都能达到平衡。

（8）贫血：如果人体摄入的铁元素过少，可能引发缺铁性贫血。这时需要补充动物肝脏、瘦肉、大豆、紫菜、海带、木耳等食物，也可以服用铁剂来纠正贫血。

（9）厌食症：减肥过程中过度节食可能导致对食物感到厌恶或进食后出现呕吐症状。一旦发现此种情况一定要尽快停止不当的减肥方式，不再过度节食，同时咨询相关医生，让医生根据情况给予相应的治疗方案。

137. 为什么节食不当会发生闭经？

一些自认为身体肥胖的女性，为了让自己尽快苗条起来，就采用了大强度的节食治疗，非常严格地限制自己的饮食。结果，在较短的时间内，体重确实下降很快，但每月准时的月经却不辞而别，需要花费很大的精力和财力进行药物治疗，才能逐渐恢复。其实，这一切都是盲目减肥所带来的。根据医学专家分析：在一年之内，体重突然减少 5 千克以上或体重减轻 10% 以上的女性，规律的月经往往会突然发生变化甚至闭经。还有些减肥者表现为先发生闭经然后才表现为体重的下降。

为什么过度减肥会引起闭经呢？原来人大脑内有一个下丘脑，其中存在着饿感中枢和饱感中枢。另外，下丘脑还有一个重要功能，就是分泌一种叫作促性腺激素释放激素的。促性腺激素释放激素能刺激脑垂体分泌黄体生成素和卵泡刺激素，这两种激素有刺激睾丸或者卵巢发育的作用，对月经来潮和精子、卵子的生成意义重大。内分泌专家把这个系统称为下丘脑－垂体－性腺轴，这个轴还受大脑皮质的调控。当人发生厌食或主观上强制性要求减少进食时，全身营养状况恶化，体重下降，大脑皮质就会发生功能紊乱。这时进一步节食，就会影响下丘脑－垂体－性腺轴功能，使黄体生成素和卵泡刺激素分泌不足，卵巢分泌的雌激素和孕激素也减少，发生闭经。这种闭经的病人大多数可以通过消除诱因，恢复体重，并使用促排卵药物治疗而康复，其中恢复体重往往是关键。有人观察到，当女性体重恢复到标准体重的 85% 以上时，月经往往会自行恢复。但是闭经时间越长，治愈的概率就越低。因此，为了身体的健康，提倡科学减肥。

138. 节食减肥为什么容易失败？

节食减肥的人很多，但真正坚持下来取得成功的人却不多见，其根本原因在于节食减肥者没有科学的减肥知识作为理论保证，经常被一些错误的认识所左右，最终影响减肥的效果，导致减肥失败。这些错误认识可以简单地归纳如下：①多吃一口没啥。减肥者往往存在这样的侥幸心理，其实经常的多吃一口，积少成多，就会使减肥失败。②怕浪费而多食。减肥者因为怕浪费将晚餐饭桌上吃不了的食物勉为其难地吃掉，多余的能量只能用来发胖。③经常品尝菜肴。对于每种菜肴或主食都少量尝尝，但其总量也是非常可观，就像吃零食一样，也容易发胖。④酒宴贪杯多食。减肥者在日常生活中还可以做到谨守节食规定，可是一旦到了应酬场合，就放纵自己，狂吃猛喝，最终使减肥成果化为乌有。⑤心情不好，狠吃狠喝。很多肥胖者在节食过程中，遇到工作压力大、心情不好就产生"这么不顺，还减什么肥呀，干脆算了"的想法，试图通过大吃大喝一顿来缓解心理压力，这种做法不但不能缓解压力，还能破坏节食计划。这是节食者的大忌。⑥偶尔破戒，胃口大开。有些人在节食过程中，因偶尔按捺不住而破戒，他们想"控制了这么多天，自己够委屈的了，也偶尔心疼心疼自己吧"，殊不知这样做会使胃口大开无法控制，导致节食失败，前功尽弃。⑦宁可胖死，也不挨饿受罪。抱着试一试的心理坚持一段时间后，因饥饿难忍而产生消极情绪，认为节食对自己太苛刻，宁愿胖死也不再节食受罪，使减肥成果毁于一旦。希望还在这些误区中徘徊的减肥者警醒，早日走出误区，坚持合理的减肥方法，达到自己理想的体重。

139. 单纯节食减肥容易"反弹"的原因是什么？

许多减肥者采用单纯节食减肥的方法，但很少成功。虽然按照规定饮食进餐，在开始几周内体重有所下降，但过不了多久，便又故态复萌，发生"反弹"。他们的体重恢复原样，甚至超过原来，原因何在？实际上，人们采用低能量进食时，身体的第一个反应就是立即从所有可能得到能源的部位"抽取能量"。而体内最容易动员的能量不是脂肪而是糖原，即存在于肌肉和肝脏中的碳水化合物。在身体适应了规定的饮食后，才开始消耗脂肪和肌肉，而此时体内糖原已消耗过度，并呈现轻度脱水状。缺乏运动的减肥者此时丧失更多的是肌肉而非脂肪，只有坚持运动锻炼，使肌肉得以维持或增强，才能进一步消耗脂肪。因此，节食减肥初期的体重下降，既有糖原、水分和肌肉，还有部分脂肪。而在停止减肥后，如果不再控制饮食，过多摄入的热量会很快转变为脂肪而积累，迅速填补脂肪损失的空间，使体重反弹，而失去的肌肉却因为缺乏运动未得到恢复。缺乏运动的减肥者在长期节食减肥后，身体的基础代谢率会下降，这样减少热量消耗来弥补节食带来的热量摄入降低，这样一来，一旦恢复正常饮食，可能也会因为基础代谢率的降低而"复胖"。还有，减肥者的心理活动也起到很大作用。有些人认为自己在节食期间吃了很多苦，一旦取得一点成绩就从此放松要求，大吃大喝，体重迅速上升，肥胖"复现"。多次节食又多次失败者也是最容易反弹的人群。他们之所以多次失败，必定有其内在的原因，往往正是这些原因，注定减肥的再次失败。结果他们的体重反复地大幅度增减，破坏了机体原有的平衡，更加容易发胖。了解并克服了这些引起反弹的因素，采用科学的节食方法，辅助运动锻炼，长期坚持，就一定会获得良好的减肥效果。

六

肥胖的治疗——运动疗法

140. 运动与减肥有什么关系？

人们都知道"生命在于运动"，其实，减肥更在于运动。科学合理的减肥锻炼，可有效地消耗体内的脂肪和糖，使热量的消耗大于热量的摄入，从而达到减肥的效果。我们先看看脂肪积累的过程。热量的主要来源是食物中的脂肪和糖。脂肪进入人体之后，转变成游离脂肪酸和甘油三酯储存于脂肪细胞内。而食物中的糖如果过剩，在进入人体之后，也可转变成脂肪蓄积。日积月累，脂肪比例自然增加，体重自然升高，肥胖就由此而产生。我们再看看脂肪消耗的过程，肌肉运动需要消耗大量的能源，这些能源要靠脂肪和糖的"燃烧"来供给。运动时，肌肉组织对脂肪酸和葡萄糖的利用大大增加，使得多余的糖只能用来供能，而无法转变为脂肪而贮存，因此减少了脂肪的形成和蓄积。同时，随着能量消耗的增多，贮存的脂肪被"动员"起来燃烧供能，脂肪的消耗变多。最终储存于脂肪细胞内的脂肪减少，脂肪细胞缩小，由此可达到减肥的目的。肌肉运动的强度越大，持续时间越长，消耗的能量就越多，体内的脂肪就越少。因此，大家应该选择适合自己的运动项目，持之以恒地运动，达到减肥的目标。

141. 运动减肥有哪些好处？

运动对肥胖者而言，其好处不仅仅限于降低体重，它还至少有以

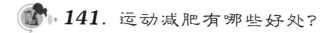

下 6 点有益的作用。

（1）运动可改善肥胖者的心肌功能。不少肥胖病人伴有心脏功能降低，适当的运动可加强心肌的收缩能力，增加血管的弹性，加速血液循环。

（2）运动还可以改善肥胖者肺的功能，增强呼吸肌的强度，增加胸廓活动范围，增大肺活量，改善肺的通气能力，使气体交换频率加快，有助于氧化燃烧多余的脂肪组织。

（3）运动还可以改善肥胖者消化器官的功能，包括增强胃肠蠕动，改善胃肠血液循环，减少腹胀、便秘等消化道不良反应。

（4）运动还有助于调整肥胖者的血脂。由于肥胖人群中，血脂异常症的发病率极高，故通过运动降低血脂就显得更有意义。很多研究表明，运动可使血中胆固醇和甘油三酯的含量降低，这有利于降低冠心病等的发病风险。

（5）运动可增强肌肉的柔韧性；并能促进钙的吸收，增加骨基质和骨钙含量，进而增加骨骼强度，降低骨折发生率。

（6）运动可使肥胖者感到身心松弛、愉悦，培养自信心，有助于培养良好的有规律的生活习惯。

142. 减肥运动有哪些？

减肥运动一般分为以下三类。

（1）力量性运动：这类运动一般适于年龄较轻，身体强健，无心脑血管疾病，肺、肝、肾功能正常的肥胖者。仰卧位的腹肌运动，如仰卧起坐、双侧直腿上抬运动，锻炼目的主要为减少腹部脂肪；俯卧位的腰背肌和臀肌运动，如双侧直腿后上抬运动等，锻炼目的为减少腰背部和臀部脂肪；哑铃操，锻炼目的为减少胸部和肩部脂肪。这类运动还包括俯卧撑、深蹲、卧推、引体向上等一系列运动。

（2）耐力性运动：包括快走、慢跑、骑车、游泳等。体力较差或伴有心脑血管疾病、糖尿病或肝肾功能不良者一般仅适于采用一般速度的步行，并在锻炼过程中，随时注意身体状况，量力而行。

（3）健身操、瑜伽或球类运动：可锻炼全身肌肉，老少皆宜。球类运动结合了耐力、速度和力量运动的特点，锻炼价值较大。常见的项目有足球、篮球、排球、乒乓球、羽毛球、保龄球、踢毽子等。其中足球和篮球运动量较大，年事已高者最好不要参与时间较长、对抗性较强的足球或篮球比赛。

143. 什么是有氧运动？

我们首先应明确的是，并不是所有运动都能达到增进健康的目的；对肥胖者而言，也不是所有运动都能达到减肥的效果。很多科学研究表明，对人体来说最科学、最有效的运动方式是"有氧运动"。很多人听说过"有氧运动"这四个字，但对其含义却不太了解。有氧运动又称带氧运动，是指主要以有氧代谢提供运动中所需能量的运动方式。运动负荷与耗氧量呈线性关系，有氧运动是能增强人体内氧气的吸入、输送和利用的耐久性运动。可用十二个字概括其特点，即"低强度、长时间、不间断、有节奏"。在有氧运动过程中，机体吸入的氧气量要大致等于机体所消耗的氧气量，这样可使身体在运动的过程中处于"有氧"的状态之下，而不存在缺氧状况。而有些运动在高强度和短时间情况下完成，在运动过程中，机体吸入的氧气量远不能满足机体所消耗的氧气量，也就是说，机体内的氧气处于"入不敷出"的状态之下，这种"无氧运动"对人体健康是不利的。有氧运动使人略感气喘，又不至于上气不接下气；使人稍微出汗，又不至于大汗淋漓。有氧运动使人感到全身舒展，但不觉得肢体劳累。

对于减肥人群理想的有氧运动应该具备以下几点：①是全身性运动，而不是上肢或下肢的局部运动，有全面大肌肉群的活动。②能把心率提高到有效心率范围，并保持 20 分钟以上。③简单易行、有乐趣、能终生坚持的运动项目。④较少受场合、气候限制。常见的有氧运动包括散步、游泳、骑自行车、有氧健身操、慢跑、做操、跳交谊舞、打乒乓球或羽毛球等。有人发现，有氧运动加上适当的饮食控制，能最有效地去除体内多余的脂肪，而不至于造成肌肉组织的损耗。如每天增加两次快步行走，每次 20 分钟，速度超过每分钟 120 米，两星期就可减肥 1 斤，每年就能减肥 12 千克。

144. 常见的有氧运动有哪些？

有氧运动除了主要由氧气参与供能外，还要求全身主要肌群参与，强度低，不中断，运动持续较长并且有韵律。一般来说，有氧运动对运动技巧要求不高，简便易行，下面介绍几种常见的有氧运动。

（1）慢跑。慢跑是一种非常常见的有氧运动，在任何时间都可以进行，在吃完饭一个小时后进行，还可以帮助食物的消化与吸收。慢跑还能提高大脑的供血、供氧量，进而提高睡眠质量。同时，血液中氧气的携带量也会大大增加。长期慢跑还可使静息心率减慢、血管壁的弹性增加。慢跑可以缓解紧张和焦虑，有益健康。

（2）游泳。游泳是一种减肥效果显著的有氧运动，可以提高心肺功能，也不易损伤肌肉和关节。

（3）骑自行车。骑自行车作为有氧运动，热量消耗比较多，还能提高心肺功能、锻炼下肢肌力和增强全身耐力。同时这项运动还不那么乏味，平时也可以将自行车作为交通工具用来代步、出行，既能实现低碳环保，又能锻炼身体。

（4）跳绳。跳绳动作简单，对场地、器械、天气等的要求较少，对减肥确有明显的效果，特别是有助于减少腿部和臀部的多余脂肪，是一种非常好的减肥运动。

（5）有氧健身操。近年来有氧健身操在大众的生活中流行起来，在音乐的伴奏下，能够锻炼全身，不仅可以娱乐，还能改善身体状况，是一项非常有趣味性的有氧运动。

有氧运动还包括快走、滑冰、滑雪、太极拳及球类运动等，要想达到真正的减肥效果，每天要坚持 40 分钟以上才可以。只要我们在注意饮食的前提下长期坚持运动，一定能达到减肥的目标。

145. 有氧运动对人体有何益处？

有氧运动的好处很多，至少包括以下几条。

（1）减肥功效明显：有氧运动的特点是强度低、不间断、有节奏、持续时间长，而且方便易行，容易坚持，所以可以真正地消耗脂肪，而不是消耗水分或肌肉。有氧运动降低体重的作用虽然并不很快，但长期坚持，减肥效果显著。

（2）增强心血管的功能：对于肥胖者而言，长期坚持有规律的有氧运动，不仅能达到减少体重的功效，还可使体内氧气的吸入、输送和利用的功能进一步增强，使心肌的收缩变得更为有力，心脏每分钟排出的血量因此变得更多。这样，心脏就可用较低的心率，提供相同的心排血量。也就是说，心脏可以少花力气多出活。从长远角度来看，这对健康是有很大好处的。有氧运动还可以增加血管的弹性，加速血液循环，从而防止动脉硬化，降低心血管疾病的发病率。

（3）增大肺活量，改善肺功能：有氧运动能增加全身的循环血量，特别是肺部的血量，增强氧气的运送能力。坚持有氧运动会使您的肺活量迅速提高。有氧运动还能增强呼吸肌的强度，改善肺的通气能力。

（4）调节物质代谢：有氧运动可使高血糖者血糖降低，使血脂异常者甘油三酯、胆固醇和低密度脂蛋白胆固醇等"坏"血脂减少，还能提高血液中对冠心病有好处的高密度脂蛋白胆固醇的含量。此外还能增强骨骼密度，促进钙的吸收，防止骨钙丢失，预防骨质疏松。

（5）增强人际关系，丰富业余生活：有不少中老年朋友进行有氧运动时，喜欢扭扭秧歌或跳跳广场舞，伴随着有节奏的旋律和鼓点，既达到锻炼减肥的目的，又活跃了情绪，使人充分享受生活的乐趣，特别值得提倡和推广。

146. 游泳作为减肥运动好不好？

在各类减肥运动中，游泳是非常值得向大家推荐的锻炼项目。游泳可以塑造体形，减轻体重。由于水的密度和导热性比空气大，人在水中消耗的能量比在陆地上多，这些能量的供应需要消耗体内的糖和脂肪来补充。因此经常游泳的人身材多健美。不会游泳的人，在水里泡泡，打打水仗，对减肥都有点儿作用。游泳利于减肥的原因在于以下几点。

（1）游泳需要全身肌肉群均参加运动，尤其是上肢摆动划水相关的胸大肌、三角肌、肱三头肌及上半身的背部肌群，比陆地上运动时上肢肌肉群运动量大。

（2）游泳消耗的能量大。这是由于游泳时水的阻力也远远大于陆上运动时空气的阻力，在水里走走都费力，再游游水，肯定消耗较多的热量。同时，水的导热性比空气高 24 倍，水温一般低于气温，这也有利于散热和热量的消耗。因此，游泳时消耗的能量较跑步等陆地上项目大许多，故减肥效果更为明显。

（3）游泳可避免下肢和腰部运动性损伤。在陆地上进行减肥运动时，因肥胖者体重大，身体（特别是下肢和腰部）要承受很大的重力负荷，使运动能力降低，容易疲劳，使减肥者对运动的兴趣大打折扣，并可损伤下肢关节和骨骼。而游泳项目在水中进行，肥胖者的体重有相当一部分被水的浮力承受，下肢和腰部会因此轻松许多，关节和骨骼损伤的危险性大大降低。在游泳时，人体处于平卧位，全身肌肉的静力紧张减少，游泳时，水的浮力、阻力和压力对人体还是一种极佳的按摩。

鉴于上述原因，肥胖者确实可将游泳作为自己主要的减肥运动。但在游泳前，须做好准备工作，同时必须注意安全，防止发生意外事故。

147. 水中减肥操的动作要领有哪些？

游泳或在水中做减肥操不失为减肥的好方法，尤其适于在夏季进行，故被不少朋友所喜欢，其确也达到了一定的减肥效果。但这应根据个人的情况来决定，并须特别注意安全。

这里根据在水中的姿势介绍若干水中减肥操的动作要领，以供参考。①手扶游泳池边。动作一：可将身体上浮，双腿放松、伸直，进行交替打水动作。动作二：转身背靠池壁，用双手向后勾住池边，向前伸左腿，高抬，并向左右摆动；然后换右腿重复上述动作。②直立水中。动作一：可做双手划水动作。动作二：双膝抬至胸前，然后向前蹬，使身体仰卧于水面；双手继续划水，再抬双膝至胸前，然后双腿向后蹬，以使身体由仰卧转为俯卧水面；之后反复上述动作。动作三：在水深齐腰处双手叉腰，双腿并拢，向前跳跃60厘米，然后跳回原位。③仰卧水面。动作一：手从头顶勾住池壁，双腿并拢，然后最大限度分开，再并拢，然后双腿上下分开，如此反复进行。动作二：双臂向左右伸出，双手勾住池壁，之后双腿伸直，双腿同时屈膝，使膝关节至下颌处，再伸直，如此反复多次。减肥者也可根据个人爱好，自行编排一些行之有效的水中减肥运动，以增强减肥运动的趣味性。

148. 走路与跑步哪个减肥效果更好？

对此问题，有人想当然地回答，自然是跑步的减肥作用更好，因为跑步的运动量比走路大。但事实果真如此吗？

首先，我们应明确运动能够减肥的根本原因在于其消耗了能量，评价一个运动项目减肥效果的重要指标，是看其在相同时间内消耗能量的多少。单位时间内消耗的能量越多，减肥的效果就越明显。跑步比走路单位时间内消耗热量多。

　　其次，还要看运动的时长，每次运动至少要坚持40分钟才能达到消耗脂肪的效果。行走运动并不剧烈，不至于气喘吁吁，上气不接下气。所以相对于跑步，人更容易坚持较长距离的行走。

　　因此，不能简单说哪种运动效果更好，还要选择适合自己长期坚持的运动项目，持之以恒地运动下去。

149. 跳绳对减肥有效吗？跳绳的注意事项有哪些？

　　跳绳是受到人们广泛欢迎的一种运动形式，也是一种良好的减肥运动。其动作简单，对场地、器械、天气等的要求较少，各个年龄层的人都可根据自己的身体状况选择不同的跳绳的强度。实践表明，跳绳运动对减肥确有明显的效果，特别是有助于减少腿部和臀部的多余脂肪。有测试显示，跳绳10分钟，每分钟跳140次的运动效果，相当于慢跑半小时。同时，跳绳还能增强人体心血管、呼吸和神经系统的功能。

　　跳绳的动作较为简单，首先用双脚跳，再过渡到双脚轮流交替跳。每5分钟为1节，每天可跳5~6节，每周跳6天，待适应后可逐步加量。跳绳时应选择平坦且稍软的地面，以避免在过硬的石板地或水泥地上跳绳时对关节可能造成的伤害。跳绳时不要跳得太高，绳子能过去就可以了，也不要用全脚掌或脚跟着地，应该用前脚掌起跳和落地，这样可以缓解冲力。跳绳时也可以参与多人跳绳运动，跳绳的方式可不断变换，以增加减肥运动的乐趣，达到更好的疗效。需要注意的是，过度肥胖的人不太适合跳绳减肥，因为他们在跳跃时，体重很容易会对腿部关节造成过大的压力，导致运动损伤。

150. 仰卧起坐会减少腹部脂肪吗？

"大腹便便"是令很多肥胖者头痛的事，而且如前所述，腹部型肥胖对健康最为不利。因此，减少腹部脂肪是不少肥胖者减肥的首要目标。为此，很多人做仰卧起坐，希望通过加大腹部运动强度和运动量，使腹围缩小。仰卧起坐简单易行，无须任何运动器械，不少人对之寄予厚望。但遗憾的是，仰卧起坐的减肥效果令很多朋友失望。有人考证，如果想靠仰卧起坐来减肥，需要每次做3000个以上才会有效。单纯做仰卧起坐的减肥效果并不好，仰卧起坐很难减少腹部脂肪、缩小腹围，就像踢腿不能减少臀部脂肪、缩小臀围一样。单纯的仰卧起坐，主要锻炼了腹部肌肉，对减少腹部脂肪没有多少作用。也就是说，只有减少全身脂肪的总量，才能最终减少腹部脂肪。所以，喜好仰卧起坐的肥胖者不应把"宝"都押在仰卧起坐之上，还是应该严格控制热量的摄入，加大全身运动量，在此基础上再进行仰卧起坐，就能取得满意的缩小腹围的效果了。

151. 减肥运动应如何掌握"量"与"度"？

减肥运动须强调科学性、合理性和个体化，关键之一是根据自身特点掌握适当的运动量与度。量与度过小达不到预期的效果，有时反而因为促进了胃肠蠕动，更有利于营养物质的吸收，使人变得更胖；而过量或过度的锻炼，则对身体有害。

那么，如何掌握好其中的分寸，收到最佳的效果呢？

很多的研究表明，减肥运动以"长时间、低强度"者疗效较好。所谓"长时间"，是指每次运动的时间不应少于40分钟，且最好每日1次，至少每周4次。若能达到每日1~2小时或更长，则消耗的脂肪可大幅度增加，能获得更加明显的减肥效果。所谓"低强度"，是指最大运动强度 60% 的量。有研究表明，以此种强度进行锻炼，对血脂的调节作用最为显著。若运动强度低于最大量的 40%，则可能起不到减肥效果；而超过最大运动强度的 80%，会使人容易感到疲劳、心悸、气喘，而且对有冠心病、高血压、糖尿病的肥胖病人的健康可能造成危害。应指出的是，这种"低强度"运动是一种有氧运动，如快步行走、游泳、骑车、慢跑、跳舞等。这些运动主要动员有氧代谢的能源，如脂肪中所含的能量，由肌肉生成的乳酸量不大，故同时可实现"长时间"的目标。

152. 减肥运动中应如何测定运动强度？

测定运动强度的最简便而有效的方法是测定运动时的心率。具体做法：在进入匀速运动后 5~10 分钟，心率已经稳定时，测算并记录腕部拇指一侧桡动脉脉搏数，作为运动后最高心率。一般记录 10 秒的脉搏数，再将此数乘以 6，即得出 1 分钟的脉搏数。应注意的是要掌握好测算心率的时机，不要过早或过晚。在运动开始时，心率偏低或偏高，变化尚不稳定，此时测定结果不可靠。但如停止运动后到测算心率之间的时间间隔过大，心率已经降低，又不能反映真正的最高心率。减肥运动时的心率达到本人最高心率的 60% 时，运动强度为最佳。一般情况下，健康青年人的最高心率标准为 200 次/分，其最佳运动强度时的心率为 120 次/分；健康中老年人最高心率标准为 180 次/分，其最佳运动强度时的心率为 110 次/分；年老体弱者或有慢性疾病的病人，其最佳运动强度时的心率为 100 次/分。也有人用（220-年龄）作为最高心率，而心率达到最高心率的六七成说明强度比较合适。

不同测定方法各有千秋，但其结果相近。除脉搏外，还可根据身体的感觉判断运动量的大小。若锻炼后精神状态好、睡眠好、食欲好，表明运动量合适；反之，若锻炼后非常疲倦，甚至感到头晕、周身无力、食欲差、睡眠差，则表明运动过度，需要适当减量。

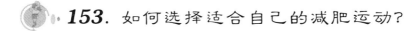

153. 如何选择适合自己的减肥运动？

很多朋友对如何选择适合自身情况的减肥运动不是很重视，有的不清楚选择的标准是什么，有的人干脆别人做什么运动，自己也做什么运动。结果可能使减肥的效果不理想，有时甚至会对身体造成损害。因此，了解减肥运动的选择标准是必要的。选择运动方式的原则包括以下几个方面。

（1）根据自己的身体条件选择：应先了解自己的身体状况，可以先去医院检查身体，明确有无心脑血管疾病、糖尿病、严重的骨质疏松，并了解肺、肝、肾等脏器的功能，明确自己是否能够参加减肥运动，以及能参加哪种减肥运动，做到心中有数。在获得医生的同意后，还要先进行2周运动前的轻度的准备活动，循序渐进，以使身体逐步适应。

（2）根据肥胖程度选择：轻度肥胖者，若体质较好，可进行大运动量或较长时间的锻炼；明显肥胖或体质差的，尽量不要选择强度很大的运动，否则可能造成运动损伤，可选择小运动量或短时间的运动，在逐步适应且身体状况好转后，再考虑增加运动量。

（3）根据自己的爱好选择：减肥运动应注意调动和发挥减肥者的运动兴趣，使其想进行该项运动，并愿意长期坚持，这样才能获得好的减肥效果。任何的强迫或厌烦，都容易造成减肥运动的中断或效果不佳，甚至倒退。

（4）根据周围环境和条件选择：靠水者游泳、靠山者登山、住高楼者爬楼等，人们自然会作出这些聪明的选择。实践也证明，这样选择往往是极为有效的。

154. 儿童应如何进行运动减肥？

（1）儿童需在家长或老师的指导和监护下进行减肥运动，并且应充分照顾和调动孩子的兴趣，使其乐于接受，从而达到更好的锻炼效果并持之以恒。

（2）在儿童进行减肥运动时，家长或老师应多给予鼓励，特别要照顾孩子微妙的心理感受和变化。在幼儿园、学校或其他集体场合，一些肥胖儿童有时会被取笑，使其产生某种心理障碍，不愿参加集体活动，不愿与其他孩子交往，结果大大降低了其参加体育运动的兴趣，甚至会影响其性格的健康发展。

（3）肥胖儿童可能因为动作不够灵活，使其对某种运动的掌握较其他孩子稍缓慢，这些情况都需要家长和老师给予他们细心的呵护，其中包括根据儿童的兴趣选择安全有效的运动形式，如跑步、踢球、游泳、做操。

（4）锻炼的时间并不需要固定，可选在早晨，亦可根据儿童的习惯选在晚上6时至8时进行。

（5）运动减肥要遵照循序渐进的原则，以1个月为一周期，待孩子适应后，逐步增加运动量。

（6）家长要鼓励儿童将运动这件事长期坚持下去，很多儿童的意志力并不是很强，在运动的过程中感觉非常痛苦，有的会闹脾气，不愿进行运动，这样反而可能会导致体重反弹，所以家长应该和儿童一起运动，并激励儿童长期坚持下去。家长和老师切不可急于求成，更不应强迫儿童进行他们不愿或不宜进行的运动，或给儿童定出不切实际的减肥"目标"。否则会适得其反，不仅难以达到减肥的目标，而且可能对儿童的身心健康造成不良影响。在进行减肥运动时，儿童的日常活动仍可照常进行。

（7）儿童正处于生长发育阶段，其对营养素的需求较成人高。

在儿童进行减肥运动时，适当控制热量的摄入是必要的，这包括减少高热量食品的摄入，如甜食、巧克力、油炸食品、坚果类等高糖、高脂肪食物。而对各类富含优质蛋白的食物，如瘦肉、鸡蛋、鱼类、豆制品，每日摄入量应充分保证。各类富含膳食纤维、矿物质、维生素和微量元素的食物在进行减肥运动时也都是必需的，故都应充分摄取。

155. 中年人应该如何进行运动减肥？

"人到中年"，这普普通通的四个字，给很多中年朋友带来了种种忧虑。不少人中年以后开始"发福"，伴随着"发福"，开始感到做事力不从心；开始感到身体累，心也累；还添了这样那样的毛病，如糖尿病、冠心病等，让人感到沮丧。实际上只要中年朋友进行科学的减肥运动，并长久坚持下去，既可以做到人到中年而不胖，又可以避免随肥胖而来的种种疾病，身心都会感到轻松。那么，对于中年朋友来说，在进行减肥运动时应注意什么呢？

（1）中年朋友一般工作和家务负担都较重，很多人抱怨没有时间锻炼。实际上，减肥运动更强调规律性和持久性，不少成功的案例都表明，每日只要挤出30分钟锻炼并坚持下去，几个月就可见效。

（2）中年朋友在进行减肥运动前应对自己的身体状况有一个清醒而准确的认识，特别是脑、心、肺、肝、肾、胰、脾等重要脏器的功能如何，有无器质性病变；自己的血压、血糖、血脂是否正常，有无骨质疏松等。如果已患有高血压、冠心病、糖尿病等，则一定要得到医生的许可，并在其指导和监测下，进行适当的运动。

（3）在运动期间，中年朋友应注意观察自己的身体变化，特别是心率、血压、血糖等。如有不适，须及时休息或接受治疗。

（4）中年朋友的运动量应较青年人有所减少，并特别强调循序渐进的原则，切忌操之过急，以免伤害身体。

（5）中年朋友在运动时应尽量选择全身性体育活动，包括各个关节和肌群的运动，避免某一肢体器官负荷过重，造成肌肉拉伤与骨骼损伤。选择适合自己的运动强度，不要逞强，避免造成运动损伤。

156. 肥胖孕妇在锻炼时应注意什么？

肥胖孕妇如果没有严重的产科并发症，如子宫肌瘤、前置胎盘、先兆流产、先兆早产等情况，可以进行规律的运动。①运动的方式推荐步行、游泳和提肛运动。②孕妇锻炼前要与医生确认没有高危因素。③运动时注意控制运动强度和运动时间，确保心率不超过140次/分，也不要使自己过于疲劳。④锻炼时控制体温不超过37℃，补充足够的水分，穿戴运动文胸，不要穿过紧的衣服，穿的鞋子要给身体良好的支撑，避免摔倒。⑤活动后要持续步行一段时间，保证回心血量的稳定。如果出现眩晕、阴道出血、虚弱、宫缩、喘不上气、恶心，要马上停止锻炼。

注意：①避免滑冰、骑马、爬山、足球、篮球等可能造成损伤的运动。②孕妇不宜在炎热天气运动，运动时也不要让自己处于湿热、憋闷的环境中。③孕妇避免以下锻炼：需要跳跃或快速改变体位的运动，竞争性过强的运动，脊柱弯曲过大的运动，关节过曲或过伸的运动，需要快速起身的运动，易引起宫缩的运动。

157. 如何做产后减肥操？

很多女性在产后急切地盼望减肥，以恢复优美的体形。产后减肥在很大限度上依靠科学的减肥锻炼。现代科学提倡早期运动，认为早期运动对于恶露的排出、子宫恢复及防止栓塞十分有利。

产后女性早期锻炼的主要内容包括胸腹肌锻炼和臀部锻炼，可以促进机体的恢复。①胸腹肌锻炼一般由顺产产后次日开始，至产后第

4 周止。动作要点：采用仰卧位，屏住呼吸，用力收紧腹肌，持续数秒后放松，再进行数次。每日操练的时间和次数可逐渐增加。②臀部锻炼一般由产后第 4 日开始，至产后第 6 周止。动作要点：采用平卧位，以双肘和双足稍稍撑起身体，抬头，同时用力收缩臀部，反复数次。同样，每日操练的时间和次数也可逐渐增加。而产后体形和体态的恢复，则需要半年至一年的时间。需要产妇对自己从作息、饮食、锻炼等方面加以综合调理，才能达到较为理想的体重水平。

158. 老年肥胖者运动时应注意什么？

人到老年后，热量摄入减少，但体力活动的量、体力活动的强度及热量的消耗也减少。而且老年人热量消耗的减少往往比热量摄入的减少更加明显，因而热量相对过剩，容易导致肥胖。有人管老年人发胖叫作"发福"，现在多数人已认识到这往往是生命衰老的一种表现。这种衰老的表现是可以推迟和预防的，主要方法就是适当的饮食和适合的运动，特别是体育锻炼。

老年人进行减肥运动，应将安全放在首位。

（1）运动前必须进行较为详细的体检，明确自己心、肺、肝、肾等的功能如何，血压、血糖、血脂正常与否，身体素质和运动功能如何等。在得到医生的允许后，才可开始适当的运动。不进行任何检查，仅凭感觉认为自己身体好，就开始减肥运动，不仅达不到减肥的目的，还有可能发生意外。

（2）应根据自身条件，选择适合老年人的运动项目，如散步、慢跑、打太极拳、游泳等。要按照循序渐进的原则来逐步增加运动量，不要追求强度，一定要在自己能承受的范围内进行。锻炼前应先做热身运动，包括伸展手臂、压腿、活动腰部与颈部等，全身活动开后再进行较大强度的锻炼。

（3）老年人不要单独进行减肥锻炼，最好有运动经验丰富的伙伴或家人陪同，并随身携带急救药品或用具，以防万一。

（4）老年人锻炼时如出现身体不适，应马上停止锻炼，回家休息或就医。

159. 肥胖的高血压、冠心病病人运动时应注意什么？

肥胖的高血压和冠心病病人在病情得到有效控制后，应参加科学的减肥运动，以利于体重的下降，继而使血压降低，改善心功能。

高血压和冠心病病人进行减肥运动，应将安全放在首位。

（1）运动前必须进行较为详细的体检，包括血压、血脂、血液黏稠度和心电图等，掌握自己的健康状况并得到医生的允许，确信在运动中对血压及血糖有可靠的监测，发生意外时能获得有效救治后才可开始适当的运动。不经常检查，仅凭感觉认为"问题不大"，然后盲目开始减肥运动，就可能酿成恶果。

（2）应根据自己血压和心功能情况，选择合适的运动项目，如散步等，并循序渐进地逐步增加运动量。

（3）高血压和冠心病病人最好不要单独进行减肥锻炼，最好在有运动和救治经验的伙伴或家人的陪同下进行，并随身携带急救药品或用具，以防万一。

（4）冠心病病人运动前不宜吃得过饱，运动后不要马上洗热水澡。进食后人体血液供应需要重新分配，胃肠血液需求量增加，心脏供血会减少，可能引起冠状动脉供血不足，发生心绞痛。如果运动后马上洗热水澡，可能造成广泛的血管扩张，心脏供血减少，发生心绞痛。

（5）在从事体育锻炼的全过程中，高血压和冠心病病人应对自己的血压和心脏状况进行监测，掌握适宜的量和度。应明确的是，并不是任何运动项目或运动量对身体都是有益的。过度运动会造成血压大幅度波动，加重心脏缺血，甚至诱发心律不齐、心肌梗死或心力衰竭等，其后果不可想象。

（6）在锻炼过程中或锻炼之后出现身体不适时，应马上休息，如有必要应及时就医。

160. 肥胖的糖尿病病人运动时应注意什么？

对肥胖糖尿病病人而言，减轻体重是控制好血糖的基本治疗措施之一。为达到减肥的目的，在饮食治疗的同时，应进行科学的减肥锻炼。所谓"科学"，指的是做到以下几点。

（1）持之以恒。要强调锻炼的规律性和持久性，不论有无天气的变化或生活的改变，肥胖糖尿病病人都应坚持减肥锻炼。"心血来潮""三天打鱼，两天晒网"的做法，不仅起不到减肥的效果，而且对身体有不利的影响。有的糖尿病病人这样说："平时我每天在公园走一万步，阴天下雨我在家也走一万步。"这种锻炼的决心和毅力值得推崇。

（2）遵循"循序渐进，量力而行"的基本原则。与一般肥胖者不同的是，糖尿病病人有血糖波动及糖尿病急性、慢性并发症的问题。因此，在减肥过程中必须遵循"循序渐进，量力而行"的基本原则，选择适合自己身体特点的运动形式和运动量。切忌急于求成，以免运动过度，对身体造成损害。

（3）选好运动时机。对于身体健康的人来说，在运动时机方面没有太多差别。而对于糖尿病病人来说，血糖本就不稳定，运动还会影响血糖，可能导致血糖更大的波动，如果没有掌握好时机，而运动量又过大，可能会造成运动中低血糖。糖尿病病人应尽可能在餐后12小时运动，这时病人的血糖比较稳定，胃中食物也大都消化，不伤害肠胃。病人尽量不要在口服降糖药或胰岛素作用最强时运动，以免低血糖。

（4）在运动开始前和进行期间，应进行认真的体检，并得到医生的指导和监护，应特别注意监测血糖、血压等。

（5）应了解运动不当可造成的损害，并加以预防。可能的损害：血糖波动，包括低血糖、应激性高血糖等；血压波动，包括运动时血压高、运动后出现直立性低血压等；心脏缺血加重；微血管并发症加重，如眼底出血；运动器官损害，如足部损伤。

 161. 哪些情况下肥胖糖尿病病人不能或不宜

进行减肥锻炼？

在下述情况下，肥胖糖尿病病人不能或不宜进行减肥锻炼：①血糖控制不好，波动较大。运动可造成肾上腺素和胰高血糖素等升高血糖、产生酮体的激素分泌增多。血糖控制很差时进行减肥运动，可引起血糖的进一步波动，甚至引起糖尿病酮症酸中毒。②出现较重的糖尿病大血管并发症。伴有大血管病变的糖尿病病人血管脆且硬，管腔狭窄，血管破裂或阻塞的危险性较大。此时运动量过大或运动方法选择稍有不当，即可导致血压升高，出现脑血管意外、心肌梗死、下肢坏死等危险后果。③出现较严重的糖尿病眼底病变。过量运动可加重眼底病变，甚至引发眼底大血管破裂出血，严重影响视力等。④出现较严重的糖尿病肾病。运动不当会加大肾脏血流量，增加尿蛋白排出，加快糖尿病肾病的进展。⑤血压明显升高，大于 170/110mmHg 者，应暂停运动。⑥出现其他应激情况。包括各种感染、心脑血管疾病不稳定期、糖尿病酮症酸中毒、高渗性非酮症糖尿病昏迷的恢复期等。另外，如果病人足部有较重的病变，如动脉或静脉血管阻塞，以及有足部皮肤破溃时，也不要进行下肢锻炼。

162. 常见活动的能量消耗有多少？

人类活动消耗的能量的大小取决于活动的性质、强度、持续时间、活动者的体重及动作的熟练程度等。成人常见活动的能量消耗量见表 6-1，不同活动消耗 90 千卡所需时间见表 6-2。

表 6-1　成人常见活动的能量消耗量

活动项目	能量消耗量/（kcal·min^{-1}）
睡眠或休息	1.0
安静坐着	1.4
步行（每小时 5 公里，不负重）	3.7
步行（每小时 5 公里，负重 10 千克）	4.0
办公室工作	1.8
实验室工作	2.3
烹饪	2.1
轻度清洁工作	3.1
中度清洁工作（擦窗等）	4.3
轻微活动（打台球、高尔夫球等）	2.5～5.0
中度活动（划船、跳舞、游泳等）	5.0～7.5
重度活动（踢足球等）	7.5 以上

表 6-2　不同活动消耗 90 千卡所需时间

活动项目	时间/min	活动项目	时间/min
睡眠	80	步行、跳舞、游泳	18～30
坐、写字、手工缝纫	50	体操、购物、上下楼	25
电动打字	45	熨衣、打高尔夫球	25
弹钢琴、剪裁、打台球	40	骑自行车	15～25
办公室工作	35	打乒乓球、排球	20
铺床、扫地	30	打羽毛球、网球	15
烹饪、机器缝纫	30	长跑、爬山、打篮球、踢足球	10

163. 家务活能够代替体育锻炼吗?

有些肥胖者因种种原因不愿参加体育锻炼,但他们并不因此而担心,认为"我每日有很多家务活要做,洗衣做饭,忙里忙外,运动量还不够大吗?"显然,他们的理由是"用家务活代替运动锻炼,一样能达到减肥的目的"。事实上这种说法不正确。家务活的确烦琐而累人,但是实际上所消耗的能量远远不如人们想象的那样高,仅仅在轻度活动所消耗能量的范围内,几乎没有减肥的效果。也就是说家务劳动主要是"累心",而不是"累体",主要引起精力上的困乏,而不能达到减肥的目的;而且很多家务活动作局限,不能达到全身锻炼的目的。所以说,运动是运动,家务是家务,两者不是一回事,谁也不能代替谁。

因此,如果可能,肥胖者每日应安排出一定的时间专门用于体育锻炼。可以肯定的是,若每日坚持锻炼30~45分钟,不仅能起到减肥的效果,还会使家务做得更好、更有效。

这里有个建议,家务繁忙的肥胖者不妨一试,就是将锻炼融入家务活中去,比如步行到较远且物美价廉的地方购物、推着儿童车长距离快走、和学龄前儿童一同锻炼。这样既达到了锻炼的目的,又不耽误做家务,一举两得。

164. 每天哪个时间运动最合适?

首先应明确的是,每天减肥运动的时间并无最合适一说,可选择早晨、上午、黄昏或睡前,具体应依据个人的习惯进行,不必强行改变。但对于那些尚未形成习惯,或刚刚开始减肥锻炼的朋友,我们推荐在吃完晚餐半小时后开始减肥运动,其效果可能更为显著。

可能有的读者会说:"不是说餐后运动会影响消化和吸收吗?而

且餐后锻炼有没有可能使食物误入歧途，掉进阑尾，引起阑尾炎？"国外有研究表明，在餐后散步或慢跑，能更快地减轻体重，这是因为更多地消耗掉了摄入的食物，并减少了脂肪的吸收。机体的活动使四肢肌肉的供血量增加，且相应地使胃肠道的血流量减少，因而影响了食物的消化、吸收和利用。也就是说，餐后锻炼使胃肠道血液分流，在一定程度上影响消化和吸收，正好是餐后减肥运动的机制。当然，餐后运动切忌过于激烈，应以散步等舒缓运动为主。至于引起阑尾炎，那只是一种误传。进餐时食物从口入后，至食物达到阑尾需要数小时。而且即使食物到了阑尾，也不会掉进去引起阑尾炎。

除了餐后锻炼，傍晚锻炼也不错。特别是晚餐后半小时，不再躺在沙发上看电视、刷手机，而是出去走走，对减肥很有利。有人愿意早上锻炼，如早餐后晨练，这也是一种好习惯。还有人愿意在早上空腹状态下做有氧运动，消耗身体的热量，这也是一种很好的运动减肥方式。但需要注意的是，空腹时血糖会相对降低，长时间空腹进行有氧运动容易体力不支，甚至有可能出现眩晕。糖尿病病人不建议空腹进行有氧运动。

165. 冬季更需要减肥吗？

应明确的是，冬季是减肥的好时机。

第一，不可忽视的是，冬季是增重的"危险时期"。有的人有"苦夏"，也就是说夏季气候炎热，食欲不佳，多数人喜欢清淡饮食，体重容易降低。而冬季则不然，因为冬季气候寒冷，人们户外活动大为减少；同时，冬季人们的食欲可能有所增加，摄食量增加，尤其是肥甘厚味的摄入量会较夏季明显提高，这样往往造成摄入能量过剩，从而导致体重增加。如果能在这几个月中限制饮食，控制住体重，那么发胖风险会大大降低。

第二，冬季锻炼减肥效果较好。冬季气温降低，大家在寒冷的环境中运动，除了运动本身消耗热量，身体还要消耗能量保持体温，这会让热量消耗增多。而且人活动后散热较快。因此，同样的运动项目，同样的运动量，若在冬季进行，其消耗的能量较其他季节更大。脂肪在此过程中被大量分解，同时蛋白质的合成增加，更易达到理想的减肥效果。

鉴于上述两点，应提倡在冬季坚持减肥运动，如滑冰、滑雪、跑步、快走，以起到良好的减肥效果。但值得注意的是，肥胖者，特别是肥胖老年人，冬季穿着厚重，天寒地冻，锻炼时要多加小心。特别是下雪天，外出时要谨防跌倒，否则很容易引起骨折。如果不小心下肢骨折，如股骨颈骨折，不但完全没能达到锻炼目的，反而几个月甚至整个冬季都不能锻炼，那就得不偿失了。

166. 大量运动后，为何会月经失调？

国内外很多研究都表明，大量运动后确实可能出现月经失调，这种现象在女运动员和女舞蹈演员中尤为普遍。造成这种情况的根本原因在于大量运动可消耗很大的能量，使体内脂肪丧失过多，并产生下述的几个效应。

（1）产生雌激素的原料——固醇类物质的储备大为减少，并最终难以满足身体需要，导致月经来潮延迟或停经。

（2）体内能量储备减少，造成脑垂体分泌的促性腺激素减少，导致月经失调。人体在能量分配上是有选择性的，在能量不足时，机体首先放弃那些对生存来说不是必不可少的功能，如生育功能，而集中给维持生命的功能提供能量。前面所说的神经性厌食者常有闭经，大运动量造成的闭经与此有点儿类似。

（3）大量运动可增加血中儿茶酚胺、内啡肽等化学物质的浓度，而引起闭经。

由此可见，大运动量引起的闭经实际上并非一种病态。出现上述现象后不必紧张，可减少运动量，调整运动计划，一段时间后月经即可恢复正常。如仍不行，则需到医院进行妇科检查，多数情况经药物调整就能取得良好的效果。普通人运动过量，大部分情况只会导致疲劳、肌肉酸痛，一般不会影响月经，不必过度担心。

167. 突然中断运动锻炼，肌肉会"变成"脂肪吗？

有人说中断体育锻炼后，肌肉会变成脂肪，否则为什么会出现肌肉萎缩而脂肪积聚的情况呢？事实并不如此。肌肉组织和脂肪组织是人体两个不同的组织，两者之间不能直接相互转化。运动可使体内的脂肪"燃烧"分解，同时可有效地增强肌肉的力量，并使肌肉发达。所以爱好体育锻炼者肌肉发达，脂肪较少。长期锻炼的人在中断运动后，并不会使肌肉"变成"脂肪，只是肌肉会逐渐萎缩变小，肌力亦会逐步降低；与此同时，因摄入的能量超过消耗的能量，体内的脂肪组织会迅速积聚。上述变化，使体内脂肪和肌肉占体重的比例分别显著升高和降低。肌肉和脂肪之间虽然没有发生实际的转化，但客观上出现了肌肉"变成"脂肪的结果，这显然是减肥者所不愿看到的。这也再次表明减肥运动持之以恒的重要性。

168. 减肥与生活习惯和坐立姿势有什么关系？

不良的生活习惯往往是造成肥胖的主要原因。改正不良生活习惯，使生活具有规律性，将会利于减肥。在这方面，有以下几件事值得注意。

（1）清晨锻炼。清晨体育锻炼可以使全天精力充沛，还可避免早餐的热量过多蓄积。

（2）注意坐立姿势。弯腰弓背的坐姿、七扭八歪的站姿、驼背行走的步态都是减肥的大忌。餐后如此会造成腹部活动受限，使肠蠕动相对减慢，肠壁血管中的营养成分就无法运送出去，致使腹部局限性营养过剩，便出现"将军肚"而影响体态。反之，站立时挺胸收腹可使局部肌肉在"原地锻炼"，帮助消耗能量；走路时直腰、挺胸、腿高抬等都是消耗热量的方法。

（3）餐后活动。餐后不宜长时间玩手机、玩游戏，尤其是晚饭后往沙发上一靠，连续玩上三四个小时，感觉很舒服很享受，殊不知这样做对健康的害处很大。晚餐后适当活动，去清理一下厨房或做些家务活，既能增添生活情趣，又有益于食物的充分消化吸收，有利于预防和治疗肥胖。其实，生活中的许多小动作、小姿势都可以帮助您消耗体内多余的能量，减肥方法就藏在您的一举一动之中。

169. 减肥运动时对着装有何要求？

做减肥运动时，舒适感非常重要，应当选择轻便、宽松、透气性好的衣裤，以利于散发热量，例如跑步时可以选择一套合身的速干服。切忌选择厚重的衣服，以防止散热不利，造成大量出汗，严重者会因严重失水造成晕厥、昏迷等各种意外。在运动减肥时，裤子也很重要。要选择能够让腰围和裆部自由活动的裤子，以保证活动时的灵活性。鞋子可以选择专业的运动鞋以保证舒适性和稳定性。根据不同的运动项目，可以选择不同的鞋子，比如长跑时选择减震性好、透气性好的跑鞋，瑜伽时选择舒适性好、防滑性好的瑜伽鞋等。气候炎热时应穿轻便、吸汗滑身的棉织服装，使运动更易于持续地进行。气候严寒时则穿薄的多层服装，便于运动过热时，逐层脱下，防止感冒发生。同时要戴帽子、手套，以防冻伤。有的人喜欢里面穿薄薄的运动衫，外面穿件厚厚的羽绒服或大棉袄。到了运动场地，还没等活动开就把大棉袄一脱，这样很容易感冒。气候潮湿时也应穿多层衣服。另外，减肥运动时的衣着要比较"利索"，鞋子要合脚，以免在减肥运动中发生意外的运动损伤，如跌倒或磨伤足部。

170. 运动减肥效果不佳的常见原因有哪些？

现已公认，运动是减肥的有效手段，但这点在不少肥胖者身上并不见效，或效果不佳。有人因此责怪运动对减肥"没用"。其实，运动减肥效果不佳的原因并不那么简单，这里不妨简单分析一下。减肥失败的常见原因包括以下内容。

（1）没有坚持减肥运动或运动量过少。有的人在减肥开始时，感到劳累和不习惯，没练多久，就想休息几天。他们不曾了解，这样做根本达不到消耗能量的效果。因为，运动会使胃肠运动增强，食欲增进，消化吸收增加。很多人运动后胃口大开，因为坚持锻炼，使热量不至积累。如果突然停止锻炼，食欲并未下降，可热量消耗却明显减低，这样不但体重难以下降，甚至可能回升。还有些人每次运动时锻炼一会儿就结束了，运动量过少，还没达到消耗脂肪的程度，只促进了胃肠运动，增加了食欲，所以达不到减肥的效果。减肥运动贵在坚持，并应在坚持的过程中培养兴趣，发挥潜能。运动项目选择不当，或运动过度，会使身体过早疲倦，甚至可能损伤关节、韧带或骨骼，运动往往因此被迫停止，又何谈"坚持"二字？而运动量过少又达不到减肥效果。因此，运动减肥需要以下条件保证：一是选择合适的运动项目，二是每日的运动量要合适，三是要坚持运动。

（2）没有控制好饮食。除了锻炼问题，我们再看看运动的同时是否配合了饮食治疗？对减肥而言，运动和饮食控制作为密不可分的有效手段，缺一不可。运动减肥期间，因代谢旺盛，胃肠运动增强，往往食欲大增，给节食带来一定困难。但控制饮食是减肥的必由之路，若不控制饮食，减肥效果往往不理想，甚至出现体重上升。所以，再回过头来检查一下自己节食计划的执行情况，找一找漏洞，实属必要。

七

肥胖的治疗——药物疗法

 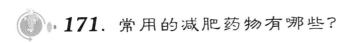

171. 常用的减肥药物有哪些?

当饮食、运动等疗法没有达到理想的减肥效果时，适当服用一些减肥药物还是必要的。目前已经正式上市又比较常用的西药有如下几种。

（1）食欲抑制药：多为儿茶酚胺类、5-羟色胺类以及阿片受体阻断类等中枢神经介质，能够通过调节下丘脑饿感及饱感中枢功能发挥减肥作用。阿片受体阻断剂主要是一种叫作纳洛酮的药物，按每日每千克体重2毫克服用后，摄食量可减少1/4甚至更多，但剂量过大可损害肝脏。

（2）激素：包括甲状腺激素、肾上腺激素、生长激素、胆囊收缩素和瘦素等。

（3）影响消化和吸收的药物：奥利司他是首个美国食品药品监督管理局（FDA）批准的非处方减重药，能抑制胃脂肪酶、胰脂肪酶，使其不能将脂肪分解为可吸收的游离脂肪酸，减少脂肪的消化和吸收，使未吸收的甘油三酯和胆固醇随大便排出，从而达到减重的目的。另外一些药物则试图通过其他途径减肥，比如考来烯胺，可以结合胆汁酸，抑制甘油三酯的消化，从而减少脂肪的吸收。双胍类口服降糖药也能通过抑制糖的吸收而发挥减肥作用。

值得注意的是，有一些过去长期用于减肥的药物，或因为疗效不明显，或因为副作用太大，目前已经不主张再用于减肥，如人绒毛膜促性腺激素和洋地黄。

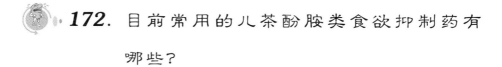

172. 目前常用的儿茶酚胺类食欲抑制药有哪些？

儿茶酚胺类食欲抑制药主要有两种，它们分别是苯丙胺及其衍生物、吲哚类及其衍生物。苯丙胺是儿茶酚胺类似物之一，它的结构类似于神经介质。苯丙胺是一种老药，早在20世纪30年代就有人将它用于减肥。目前，苯丙胺、甲苯丙胺已被我国列为毒品。苯丙胺衍生物类药物的副作用不少，主要表现为神经过敏、激动、失眠、心动过速、血压升高、头痛、眩晕、口干舌燥、恶心、呕吐、便秘等。此外青光眼、肝肾功能不全病人不宜服用此类药物。此类药物有一定的成瘾性，应在医生指导下使用。吲哚类药物是另一种儿茶酚胺类似物，包括马吲哚等。它们也具有儿茶酚胺样作用，能抑制食欲，减轻体重，而且副作用比苯丙胺类小，对心率和血压影响不大。

173. 目前常用的5-羟色胺类食欲抑制药有哪些？

5-羟色胺（5-HT）是人体内的一种胺类物质，可以调节人体的睡眠、情绪、性功能以及食欲等生理功能。多项研究结果表明，5-羟色胺能够抑制饿感中枢或摄食中枢，兴奋饱感中枢或拒食中枢而降低食欲。5-羟色胺类药物通过阻断神经元对5-羟色胺的回收，促进神经末梢5-羟色胺的释放，提高5-羟色胺的水平，增强其作用，进而兴奋下丘脑饱感中枢，抑制饿感中枢，使食欲降低，体重减轻。5-羟色胺类食欲抑制药的代表药物包括芬氟拉明和氟西汀。但国家食品药品监督管理总局于2009年1月7日发出通知，鉴于使用盐酸芬氟拉明存在发生心脏瓣膜损害和肺动脉高压的风险，将盐酸芬氟拉明（包括原料药）撤出我国市场。停止盐酸芬氟拉明的生产（包括原料药）、销售和使用，并撤销该药品的批准文号。氟西汀（百忧解）是一种新型抗抑郁药，也能抑制神经末梢对5-羟色胺的摄取而发挥减肥作用。氟西汀每日剂量30～60毫克，副作用不大，主要为头晕、失眠、恶心、腹泻或便秘等。

174. 甲状腺激素和生长激素类减肥药物是怎样发挥作用的？

前面已经谈到甲状腺激素与肥胖的关系，总的来看，甲状腺激素（T_3和T_4）可以增加机体的代谢率，消耗更多的热量和脂肪，故人们曾经对甲状腺激素的减肥功效寄予厚望。有人发现，不少肥胖者在减肥之后，血液中甲状腺激素水平偏低，因此主张在减肥饮食中加入T_3，以防止减肥过程中出现甲减，引起代谢率下降而影响减肥效果。事实也证明，甲状腺激素治疗肥胖的短期效果确实不错。但后来发现，甲状腺激素减肥主要是促进蛋白质的分解，而不是脂肪的消耗，降低的是主要肌肉和骨骼的重量，对心脏和血压也有不利影响。所以，目前比较一致的看法是除非有甲状腺功能减退的证据，一般不用甲状腺激素减肥。

生长激素可以增加机体代谢率，增加肌肉和骨骼等非脂肪体重，减少体内脂肪。有人报道，注射生长激素可以增长肌肉，减少脂肪，尤其是减少腹部的脂肪。在使用过程中，生长激素还可防止低热量饮食过程中，减肥者体内蛋白质的过度流失，理论上是一种减肥良药。但生长激素价格昂贵，必须注射给药，而且有引起肢端肥大症的可能性，这使其在减肥中的意义大打折扣。

175. "瘦素" 对减肥有用吗？

由于减肥是一件非常烦琐、非常痛苦的事情，科学家们努力研究更快捷的减肥方法，并且希望这些方法最好只是减少脂肪，而不会减少身体的其他组织。

近来，一种新发现的物质给人们带来希望，那就是瘦素。瘦素是20世纪90年代中期发现的一种由脂肪组织分泌的、调节体内脂肪沉积与能力平衡的激素。目前有关瘦素的研究已成为热门话题，对于瘦素基因也已克隆并定位。研究发现，全身脂肪组织均有瘦素基因的表达，也就是说全身脂肪组织都能产生瘦素，其中以皮下脂肪表达最高。瘦素的功能主要为通过抑制下丘脑饿感中枢，降低食欲减少摄食、增加能量消耗以及抑制脂肪合成等，从而减少体内脂肪沉积。此外，瘦素还能增强胰岛素敏感性，降低糖尿病的发生率。因此，瘦素成为减肥者的希望。但是有研究发现，多数肥胖者的瘦素水平并未减低，反而增高，肥胖者多有高瘦素血症。这个发现表明，多数肥胖者体内不是缺乏瘦素，而是对瘦素的反应不佳，用医学名词说，肥胖病人有瘦素分泌障碍、结构异常或自身抵抗。只要有效地防治高瘦素血症，增强身体对瘦素的敏感性，或者增加有功能的瘦素含量，就可以达到燃烧脂肪、瘦身减肥的作用。这一点在哺乳动物身上已经得到验证，但目前还没有真正在人体上应用瘦素治疗肥胖。1999年，国外有人报道，瘦素治疗肥胖可加快减肥的平均速度，瘦素剂量较大时，身体脂肪减少更快。肥胖者在摄入能维持体重的食物的同时，分别被注射10、30、100、300微克的瘦素20周，肥胖者平均体重分别下降了1.5、3.1、5.3、15.6磅。但波士顿的一位教授说，瘦素只有处于极高的水平才能发挥减肥作用，这项研究中给肥胖者瘦素的剂量是正常水平的数百倍。

176. 药物减肥有哪些副作用？

任何药物都可能有副作用，减肥药物也不例外。而且，不同种类的药物，副作用也形形色色、各不相同。儿茶酚胺类药物可能引起轻度的失眠、口干、头晕、神经紧张、抑郁、乏力、便秘、恶心等，以前两者最为常见。5-羟色胺类药物的副作用和儿茶酚胺类药物有些相似之处，比如口干、失眠、抑郁。总的来讲，减肥药物都可能会有副作用，虽然不是发生在每个人身上，但是每个服药的人都存在发生副作用的风险。大部分副作用很轻微，而且随着服药时间的延长，可能逐渐减轻，但是也有一些副作用虽然罕见但很严重。另外，服药的剂量越大，副作用也越严重。

177. 药物减肥应注意什么？

要知道任何药物都可能有副作用，所以必须严格掌握药物的适应证，在医生的指导下服用，千万不要擅作主张，自己随便服用药物。

一般而言，只有对那些已经患有严重的致死性并发症的肥胖者，如高血压、糖尿病、冠心病，才推荐服用减肥药物。而且在服药的过程中，应该找医生定期检查身体状况，监测有无药物副作用发生。由于药物副作用的发生往往和过量用药有关，所以不能为了减肥效果好，就急功近利，超量服药。俗话说："一口吃不成胖子"，那么反过来，也不可能"几片药吃成个瘦子"。只有长期坚持服药，才会有明显的效果。所以，在开始服药后的一段时间内，千万不要急躁，不要因为开始时疗效不明显而放弃服药，而应该长期坚持。另外，任何减肥药物都不能根治肥胖，如果进食多、运动少等引起肥胖的原因没有除掉，那么一旦停药，就可能重新再胖起来。

所以，绝不应该单纯依赖药物减肥，而是应该把节食、运动、心理等治疗手段综合起来，而且应该从根本上改变引起肥胖的生活方式，比如注意营养平衡、减少长期静坐、增加规律运动等。只有这样，才能够在停药后不至于前功尽弃。

八

肥胖的治疗——中医疗法

178. 中医认为肥胖的原因有哪些?

祖国传统医学对肥胖早有认识,如现存最早的医学典籍《黄帝内经》中有多篇都谈到肥胖的问题。中医对肥胖的表现作了详尽的描述,指出肥胖者有身形肥胖、皮厚多脂、血液黏稠三个特点。中医将肥胖的病因归纳为六个方面:①先天禀赋。与遗传因素有关,父母肥胖者,子女发生肥胖的可能性大。②过食肥甘,膏粱厚味。过多食用含脂肪和糖分较多的食物,影响脾的运化,使水谷精微不能化为精血,遂成肥胖。这是造成肥胖的主要原因。③长期抑郁精神。肝气不舒,气机阻塞,以致脾胃失和,痰湿内生,肥胖形成。④久坐久卧,缺少劳作。使脾气运化无力,膏脂内聚。⑤其他疾病。肥胖是其他疾病的一种继发表现。⑥性别影响。女性多于男性,尤其是产后女性或接近老年期的女性。

179. 肥胖中药疗法的治疗原则是什么?

中医认为肥胖多属于标实本虚之证。标实以湿、水、痰、食、瘀为主,本虚则以脾肾虚弱、肝失疏泄为主。因此,中医从辨证施治的角度,将肥胖分为脾虚湿阻型、脾肾两虚型、胃热湿阻型、气滞血瘀型、肾阴虚型五种临床类型,根据不同的特点进行不同的治疗,可以获得理想的减肥效果。中医常用的肥胖症治则包括化湿、祛痰、健脾、消导、通腑、利水、养阴、温阳等；实际应用中应因人而异，随证加减；必要时可联合用药；常用方剂有防风通圣散、九味半夏汤、五氏减肥方、大柴胡汤等。

180. 什么是针灸减肥法？

针灸是我国传统医学宝库中的瑰宝，在减肥过程中也能发挥重要的作用。应用针灸减肥，其机制主要是调整人体的代谢功能和内分泌功能。针灸减肥对 20～50 岁的中青年肥胖者效果较好。因为在这个年龄阶段，人体发育比较成熟，各种功能也比较健全，通过针灸治疗，比较容易调整机体的各种代谢功能，达到减肥调脂的效果。针刺后能够抑制病人食欲以及胃肠的蠕动，并有抑制胃酸分泌的作用，从而减轻饥饿感，还可以增加能量的消耗，促进能量代谢，促进体内脂肪的分解，从而达到减肥的目的。

常用的针灸穴位包括梁丘穴、公孙穴、内关穴等。在治疗过程中，可能会出现厌食、口渴、大小便次数增多、疲劳等反应，这些均属于正常现象。因为通过针灸治疗，机体的内在功能不断调整，促使新陈代谢加快，能量不断消耗，而出现一些临床症状。等到机体重新建立平衡，这些症状就会消失。如果在针灸中，病人出现眩晕、疼痛、恶心等症状，属于针灸的不良反应，应立即中断治疗，防止发生危险。针灸减肥的效果与季节、气候都有关系。通常春夏见效较快，秋冬见效较慢。这是因为春夏两季人体的新陈代谢旺盛，自然排泄通畅，有利于减肥。针灸减肥操作简便、安全可靠、病人痛苦小，因此受到很多肥胖者的欢迎。

在治疗过程中应注意下列几点：①辨证取穴。应根据病人的临床特点，选择最适合的经络。食欲亢进、易饥饿者，应首选胃经；体态虚胖、动则气喘者，可选择肺、脾二经；脘腹满闷、肢体沉重者，应选择三焦经。②准确定位。治疗找穴时，最好应用探测器或探测针在穴区寻找最佳敏感点，然后将针对准敏感点，准确刺入，固定牢靠，轻轻揉压直到有明显的酸麻胀重的得气感为止。③严格消毒。整个操作过程应做到严格消毒，所有的针和器械均应浸泡在75%的酒精或消毒液中备用，防止发生感染或污染。④定时按摩。如果采用埋针法，在埋针以后，应在餐前半小时、两餐之间、晨起和晚睡前都对埋针部位进行按摩，每次按摩15～30次，按摩时手法宜轻柔、用力均匀。⑤增加运动。治疗期间配合适当的户外活动，如散步、慢跑等会使减肥的效果更明显。针灸减肥在调整内分泌的同时，能够针对某一部位进行局部减肥。针灸减肥对腹部最有效，因为腹部脂肪堆积较多，经过经络调节，针刺点穴，效果比较突出。

除了针灸法，足针和耳针法对减肥也有一定疗效。其中耳针疗法应用尤多。祖国医学认为五脏六腑、皮肤九窍、四肢百骸等部位，通过经络与耳郭密切联系，故有"耳者宗脉之所聚也"之说。通过对耳朵上不同穴位的刺激，可达到调节全身功能，治疗疾病的目的。耳针疗法的具体内容包括耳穴针刺、耳穴按压、耳穴压籽、耳穴埋针法和中药耳穴埋压法。

181. 什么是穴位埋线减肥法？

穴位埋线减肥法是针灸减肥法在临床上的延伸和发展，属于穴位刺激疗法。有些需要长期治疗但又没有时间每天针灸治疗的病人，可以采取留针和埋线的方法来加强感应，延长刺激时间以巩固和提高疗效。穴位埋线减肥法的作用机制类似针灸减肥法，通过刺激经络上的穴位，调节人体代谢功能和内分泌功能，达到抑制食欲、促进脂肪分解进而使体重下降的目的。在穴位埋线治疗的过程中，可能短时间内会出现疲劳、口渴、腹部饱胀等反应，这些都是正常现象，因为通过埋线治疗，机体内的功能在不断调整，促使新陈代谢加快，能量不断消耗，待机体重新建立平衡，这些症状就会消失。

182. 什么是拔罐减肥法？

拔罐减肥法通过刺激腧穴、调整经络的方法来加强脾肾、扶正祛邪，进而达到减肥的目的。拔罐减肥的具体操作是将罐内空气抽出，造成罐内负压，罐缘就可以紧附皮肤表面，牵拉神经、肌肉、血管以及皮下腺体，引起一系列神经和内分泌系统反应，调节血管舒缩功能和血管壁的通透性，改善全身血液循环，同时刺激肥胖者迟钝的自律神经，使其功能活跃，增加能量消耗。

183. 什么是按摩减肥法？

很多减肥者通过中医按摩来辅助减肥。所谓"按摩减肥"是通过按摩促进脂肪运动，使它经常处在柔软而且容易被"燃烧"的状态。例如，平常缺乏运动脂肪积存于腰间，经过反复按摩促动，可以起到非常明显的减肥瘦身效果。按摩可以有很多种类，而且随着部位的不同，按摩的手法也有一定差异。普通的按摩手法是使用整个手掌，来回揉搓按摩，特别适用于肌肉较硬的部位。抓捏式按摩则是使用第一、第二两节手指对减肥部位进行抓捏、按摩，像拉着皮肤一样，手指在体表移动，适用于皮肤松弛或脂肪丰富的部位。也可以拇指为主力，其他手指为辅助，左右、正反方向来扭转，比较适合于肌肉多而脂肪厚的部位。按摩后可以再辅助于抚摸、摩擦、扭转、收缩、拍打、弯曲等动作来完善减肥效果。

在按摩减肥过程中，要讲究按摩的方向与方法。首先在自己希望瘦身部位的上部开始按摩，然后顺着肌肉，由下向上按摩，并由离心脏远的部位开始向心脏方向按摩。这样可以使血液循环更好，新陈代谢旺盛，而增加按摩效果。此外，还可以通过经穴按摩，在人体体表循着经络的走向，进行点、按、推、拿等手法，并针对某些穴位进行重点刺激，以特定的组合推拿手法，调节各项生理功能，增强新陈代谢，加速多余脂肪分解，从而达到减肥的目的。虽然按摩对于减肥有效果，但只是进行按摩，还是不能有显著的减肥效果。应该在节食和运动的基础上进行按摩减肥。

九

肥胖的治疗——外科疗法

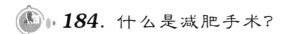 **184.** 什么是减肥手术？

减肥手术一般是指减重手术，即特指以限制食物摄入和/或减少吸收为目的的外科手术，不包括手术切除体表脂肪、超声吸脂等体表塑形手术。

根据减轻体重的原理不同，减重手术的手术方式分限制摄入、减少吸收或两者兼有三类。目前，共有 5 种手术方式得到临床验证，即可调节胃绑带术（限制摄入）、胃短路术（限制摄入和减少吸收）、垂直绑带式胃减容术（限制摄入）、袖状胃切除术（限制摄入）和胆胰旷置术与十二指肠转位术（主要是减少吸收）。

185. 如何选择适宜自己的减肥手术方式？

减肥手术主要通过减少食物摄取量、减少机体吸收的原理帮助病人进行减重。临床实践工作中，医生会根据病人全身状况、肥胖程度、年龄、生育状况、是否伴有并发症（如糖尿病）、重要脏器功能状态等综合决定适宜的手术方式。

186. 减肥手术术前要做哪些准备？

减肥手术前病人及家属首先应该做好充分的思想准备，减肥手术后的饮食控制和生活习惯的改变对于病人来说可能是终身的，首先应充分取得家人及朋友的支持，充分向医生咨询、了解手术获益及手术相关风险。病人及家属应仔细了解相关手术信息、手术方式、手术风险、不良情况产生后对策及后果、预期手术效果（如术后体重减轻的规律），以及伴随疾病的转归等。病人术前应常规行体格检查、血生化等术前常规准备，同时根据病人有无肥胖相关并发症及其严重程度进行相关特殊诊治。术前由外科、麻醉科、加强监护病房（ICU）、内分泌科、营养科、心血管内科、呼吸内科、心理科、消化内科、妇产科及专业护理人员组成协作组，组织多学科会诊。由外科医生预定手术方式和手术日期，并对病人情况作综合调控。各相关学科根据检查结果评估病人对手术的耐受性，做好各种准备。内分泌科术前调整血糖，使血糖稳定于正常水平；营养科医生为病人制订术前饮食治疗方案；心内科调控血压、心率、尽量避免可能影响术中循环的药物；呼吸科根据病人睡眠呼吸暂停综合征、低氧血症情况，采用无创呼吸机进行呼吸治疗；对肥胖病人进行全身麻醉属于困难插管，麻醉科术前应针对性提出麻醉预案，并进行相应准备。

十

肥胖的其他治疗

187. 什么是药物经皮吸收减肥法？

　　人的皮肤看上去是光滑、连续的，什么药物都难以透入。实际上并非如此。在显微镜下仔细观看，皮肤上有许许多多的小孔，气体、液体、颗粒微小的固体都能穿透皮肤，进入体内。根据皮肤的这种特点，遵从中医"内病外治"的原则，祖国医学早有外涂或外敷药物治疗肥胖的方法，现代医学也利用皮肤所具有的吸收功能，设计了药物经皮吸收减肥法。经皮吸收减肥法所用的药物必须具有能穿透皮肤被机体吸收的特点。使用此法时选用的皮肤面积应较大，否则不能达到满意的效果。药物经皮吸收减肥法可以避免肝脏"首关代谢作用"，使药物在局部缓缓吸收，达到局部减肥的目的，也有全身减肥效果。在药物穿透皮肤后，进入血液循环系统之前，先作用于局部的靶细胞，即脂肪细胞表面的药物受体，发挥药物的减肥功效。而后药物进入血液循环，被运到远离给药部位的靶细胞，达到全身减肥的作用。因为腰部及腹部是肥胖的重灾区，所以在腰、腹部进行经皮减肥法的机会较多。值得提醒的是，药物经皮吸收减肥法虽然简单易行，痛苦又较小，但如不配合饮食和运动治疗，效果不会十分理想。也就是说，药物经皮吸收减肥法应该是减肥的辅助手段之一。

188. 什么是电子吸脂术？

　　饮食和运动是安全减肥的法宝，但在减肥的同时，这两种方法也给人们的生活带来一些约束。因此，有人希望先进的医学科技能够给他们帮助。电子吸脂术的发明给他们带来了希望。电子吸脂术的基本原理是通过两根直径为 1.5~2.5 毫米的针式电极，在电脑的控制下插入去脂部位，其中一根自动向去脂部位注射麻醉药，同时在两根针头电极之间产生一个高频电场，利用电场将脂肪液化，再由另一根电极将液化的高浓度脂肪液体吸出。该电场具有选择性，它只液化皮下脂肪，而不会对周围的血管、淋巴管、神经造成损害。电子吸脂术手术伤口很小，术后不留瘢痕，病人可以不住院。同时，电子吸脂术对治疗的皮肤有显著的紧缩作用，不会造成皮肤松垂。由于该术是将皮下脂肪细胞破碎、液化吸出，在一定程度上减少了脂肪细胞的数目，使消除的脂肪不易"反弹"而取得较好的减肥效果。由于皮肤切口很小，术后基本没有手术瘢痕，不会影响美观。

189. 做电子吸脂术需要注意哪些问题？

　　病人在做电子吸脂术前应充分了解手术相关知识，查血常规，了解自己的健康状况，同时要搞好个人卫生。病人可准备一条弹力裤或弹力绷带，在术后进行加压包扎，以帮助皮肤收紧，并口服抗生素5~7 天以预防感染。脂肪栓塞及脂肪栓塞综合征是电子吸脂术最严重的并发症，可危及生命，因此一定要选择正规医疗机构。同时，病人也要知道脂肪抽吸对人体是一种损伤，抽吸量越多，抽吸面积越大，对人体的损伤亦越大。另外，需要提醒大家的是，电子吸脂术后仍应坚持饮食控制和运动锻炼，否则脂肪仍然会源源不断地堆积。

190. 什么是超声吸脂术?

　　超声吸脂术是一种局部减肥吸脂术。局部减肥吸脂术是利用高能低频超声波的物理化学效应选择性地破坏皮下脂肪组织，再用负压吸引的方式将腹部或臀部过多的脂肪吸出。但是早期的局部减肥吸脂术在盲视下操作，容易造成脂肪分布不均匀，使局部皮肤凹凸不平。近些年科研人员又研制出用超声脂肪塑形仪来进行超声吸脂减肥的方法。超声吸脂术的工作原理是通过超声振动，产生强大的冲击，在每个振动周期中产生交替的正、负压力，使脂肪细胞膜所受的内外压力不等，当细胞膜达到耐受极限而破碎时，脂肪细胞就被破坏，脂肪细胞的数目也就减少。超声波可以选择不同的频率、功率、振动部位，当作用对象的固有频率与超声波频率一致时，就可以最大限度地破坏脂肪细胞。实验表明，用超声脂肪塑形仪去除人体过多的脂肪组织时，脂肪以黄油样物质形式溢出，脂肪组织重量和体积均减少 4/5，其效果远远超过一般的脂肪抽吸术。总之，超声吸脂术利用特定波长的超声波，选择性地破坏脂肪细胞，同时保护血管、神经，达到较佳的去脂效果，而且手术的副作用也不大，特别适合体重并未达到肥胖的标准，只是因为局部肥胖而导致生活不便或体形不美的人们。需要注意的是，只要是手术就存在风险，大家手术时一定要选择正规的医疗机构。

191. "呼吸疗法" 能减肥吗?

　　"呼吸疗法" 可以在一定程度上帮助减肥，但是不能单独依靠"呼吸疗法"进行减肥。平时我们很少去想呼吸的事，认为呼吸是再自然不过的生理反应。其实，呼吸的学问很多，呼吸不当会导致缺氧，不利于细胞内脂肪的氧化分解；而吸氧足够，会让您更有活力，使减肥更加有效。呼吸可以分为主动呼吸和被动呼吸。减肥时，我们更加强调主动呼吸的作用。所谓主动呼吸，可以理解为"有意识"的呼吸。"呼吸疗法"就像在做深呼吸，吸满气，再吐出去，每天做100次。这样做能够使自己吸入更多的氧气，给每个细胞提供更多的氧而促进细胞内脂肪的氧化代谢。如果此时您在运动，就有助于您体内的脂肪充分燃烧，从而帮助达到减肥的目的。"呼吸疗法"提倡的呼吸方式是由鼻子吸气，再从嘴巴用力呼气，其目的就是获得更多的氧气。当然，单纯的深呼吸无法燃烧体内的脂肪。为了燃烧多余的脂肪，运动时的呼吸必须维持均匀，在运动中吸入足够的氧气，这样才会有效。因此，在您的心脏、血管可以负荷的范围内，应该持续进行有氧运动，直到身材匀称为止。户外体育锻炼有助于您吸入更加新鲜、更加充足的氧气，同时带给您良好的心情，非常有利于减肥。您可以尝试着将"呼吸疗法"带入减肥计划中，辅以其他的治疗方法，可能会取得良好的效果。

192. 脂肪运动机在减肥中能够发挥怎样的作用？

随着人们生活水平的提高，减肥的人越来越多，也使对减肥的研究逐渐深入。针对很多四肢不胖唯有腹部或臀部"丰满"的人，有人提出采用局部按摩动员脂肪的理论进行减肥。脂肪运动机就是根据这一原理设计出的减肥器械。脂肪运动机能让脂肪细胞进行快速的振动，每分钟可以达到上万次，就好像在腹部脂肪上直接进行按摩，穿透肌肤3~5厘米，有助于消除身上多余的赘肉。很多运动机还增加了电磁功能，希望能在脂肪运动的同时借助磁场使脂肪细胞和表皮细胞活化，排列均匀。从安全性来说，这种减肥方法没有减肥药可能有的肝肾损害，是比较安全的，可以帮助身体里长期囤积的脂肪"燃烧"，但不会降低基础代谢率，也不会增进食欲导致迅速反弹，是一种较好的减肥方法。但是，目前某些市场销售人员在谈及脂肪运动机时夸大了其作用，说它能够消脂肪、降血脂、提高免疫功能等。其实应用脂肪运动机减肥只能起到辅助的效果，不能单纯依靠它进行减肥。在应用脂肪运动机时必须以良好的饮食习惯和生活习惯为前提，同时最好在应用前能够首先进行 30~40 分钟有氧运动，让体内脂肪充分"预热"再使用，以取得更好的效果。另外，使用脂肪运动机应注意循序渐进，使用时间和强度要逐渐增加，让身体充分适应。有的减肥者在使用脂肪运动机初期会出现腹泻、局部皮肤红肿、瘙痒等症状，此时应暂停使用，等身体恢复后再从最小的强度开始适应。此外，在脂肪运动机和身体之间垫上棉制衣物，也可防止局部变态反应。应用脂肪运动机后要多饮水。最后请注意，孕妇、乳母和手术后未愈的肥胖者不要使用脂肪运动机进行减肥。

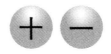

肥胖的心理和生活调节

 193. 节食的心理疗法指什么?

减肥过程中心理平衡与否往往是减肥能否成功的关键。在减肥中采用一定的心理疗法对减肥起一定的辅助作用。所谓心理疗法,是根据条件反射的原理,纠正肥胖者由异常饮食习惯所造成的过食行为的一种方法。这种方法运用心理知识纠正导致肥胖的行为,有助于培养减肥的饮食习惯。具体的做法包括以下几种。

(1)自控法。即自我监督、观察、认识自己的饮食行动,以便自我控制。根据肥胖者的膳食特点,可先制定规则,然后根据制定的规则约束自己的行为。如只在一定时间、一定地点进餐,绝不边看电视、手机边进食,进食时一定要细嚼慢咽,而不要"狼吞虎咽"等。

(2)提示法。应用外界因素不断提醒自己,要经常想到肥胖给生活带来的不便,想到自己减肥的决心,以抵制强烈的食欲。例如在经常进食的场所,写上某些警句,如"肥胖使我体弱多病,肥胖使我远离社会,我的减肥目的是……"。当您面对美味佳肴忘乎所以时,这些警句能起到告诫的作用,促进您保持克制,不至于暴饮暴食。

(3)想象法。当自己食欲旺盛无法控制时,试着想象一下自己因肥胖而发生的心脏病、高血压、糖尿病等疾病的样子,想象一下自己因为没有控制饮食而更加肥胖的样子,通过想象让自己更加坚定地将减肥坚持下去;也可以想象自己减肥成功后,身体健康,体形匀称,充满活力的样子,激励自己坚持下去。

（4）转移法。当减肥者无法摆脱食欲的强烈诱惑时，运用心理转移法，即把注意力转移到另一个具有吸引力的东西或某一项活动上去，比如在产生食欲之际外出游玩、打球、看电影或咀嚼一些低热量的食品，像橄榄、胡萝卜、口香糖之类。减肥者应根据自己的兴趣和爱好选择转移对象，吸引力越大，兴趣转移得越快，节制进食的效果也会越好。在减肥的过程中，将心理疗法与节食、锻炼配合进行，可以大大提高减肥效果。

194. 减肥中有哪些认识误区？

在减肥过程中经常会有各种各样的认识误区，可能影响减肥的顺利进行。这些误区如下。

（1）肥胖改变不了，是天生的、遗传的。很多肥胖者最喜欢说的话就是："没办法，我这胖是遗传的，我们一家都胖"，似乎这就成了任意发胖的最佳理由。当然，肥胖是有一定遗传性的，但在更多情况下"遗传"的是整个家庭不良的生活习惯，如摄取高热量食物、好吃懒动。生活习惯不佳，又怎能不全家都胖呢？因此，一个良好的减肥习惯对于任何一个人都是适用的。

（2）追求立竿见影的效果，希望急速瘦身。有人听到不切实际的宣传，幻想一周迅速减肥。其实，急速减肥一定会"反弹"，而且反复减肥将使减肥变得更难。肥胖不是一两天形成的，减肥也只能一步步来，最终达到比较理想的体重。

（3）节食就是"吃素"，吃得像和尚那样就能使身材苗条。其实节食只是减少膳食的总热量和过多的脂肪，"吃素"只能保证不吃肉食，并不能做到低热量、低脂肪。不少真正的和尚也不见得不胖。鸡肉、鱼肉等仅含有较少的脂肪和热量，稍微吃一些并无妨碍。而单纯吃素食，不摄入足够的优质动物蛋白，就增加了减肥中发生营养不良的概率。

（4）人不吃肉会发生营养不良。有人在节食期间总有疑虑，每天只吃这么少的肉类，是否会发生营养不良？其实，肉和饱根本是两码事，除了肉类，还有一大堆味道精美、营养丰富且低脂肪的食物可供选择。科学地择食不会发生营养不良。

（5）通过节食达到局部减肥。很多女性减肥者希望通过节食只减掉某一部位的脂肪，其他部位不受影响，如最好能减掉腰部、臀部和大腿的脂肪，而不要影响肩部的圆润和胸部的丰满。其实，如果通过节食减掉多余的热量，体内丢失的脂肪将是全身性的，不会只减腰围或腹围。

（6）运动越剧烈，减肥效果越好。剧烈的运动锻炼，可能使您气喘吁吁、汗流浃背，也可能使被运动的肌肉发达，但并不意味着脂肪的直接消耗。有研究表明，真正能够减肥的运动是长时间但并不觉得很吃力的活动。只要坚持足够的运动时间，普通的走路、爬楼梯等都是极好的减肥方法。

（7）吃药就能够减肥，达到瘦身目的。很多减肥者梦想有一种"神奇"药物，能够无须借助节食和运动便使多余的脂肪消融，却不损失其他组织。实际上科学研究表明，目前的很多减肥药在减轻体重时，消减的并不只是脂肪，很大一部分是水分和体液，其作用往往只能维持在您服药期间。一旦停药，体重将会在短时间迅速反弹。

195. 减肥者有哪些常见的错误心态？

减肥者如何看待自己的减肥计划，对整个减肥计划的成败，有极大的影响。如果抱着对自己的过食行为进行挑战的想法和克服的心态，减肥就比较容易成功。通常，减肥者在心态上常有以下几种问题。

（1）我现在所作的努力是否值得，是否应该继续坚持下去。很多减肥者在经历了一番磨难后，往往产生疑问：已经努力了很长时间，离理想体重还有很远的距离，减肥计划是否值得继续坚持？有时甚至想大吃大喝一通，以弥补自己近来因减肥而错失的"美食"。其实，减肥本来就是一件不易的事情，体重的增长并非十天半个月，要瘦下去当然会花费更长的时间。只要坚持下去，曙光就在眼前。

（2）节食、运动是减肥成功的唯一通路。坚持节食和运动计划最终会收到良好的效果，但在这里发挥作用的并非只有节食和运动。良好的生活习惯、稳定的心理状态、科学的辅助治疗等都起到重要作用。

（3）这个方法我原来已经试过，或者别人试过没有什么效果，现在也没有必要再应用了。其实，不同的方法适用于不同人或同一人的不同时期。只要这个方法是正确的、科学的，并对您是适用的，就要不懈地去坚持。要不断寻找自己从前失败或别人失败的原因，尽力避免或改正，这样就会更早减肥成功。

（4）减肥已获成功，可以松一口气了。虽然减肥有了效果，但是不代表减肥计划可以终结，更不能回到原来的生活方式。减肥为您带来了健康的生活方式，这是比减肥本身更具有重大意义的收获。

196. 极端减肥能否成功？

有些肥胖者在减肥中存在极端的思想，他们只知"一口吃不出个胖子"，不知"一下饿不出个瘦子"的道理，希望一蹴而就。他们一旦失败，又走到另一个极端，想干脆把这个计划搞砸了，放弃现在的减肥计划，再从头做起。他们说，如果不能维持百分之百、了无缺失的减肥记录，就不如整个放弃。这种想法对减肥者的心理具有莫大的杀伤力。"金无足赤，人无完人"，生活中尚且如此，减肥又不是什么重大原则问题，即使犯些小错误，改回来就行了，不必生出挫败感和绝望感，结果造成减肥的彻底失败。事实证明，偶尔犯错一次对于整个减肥过程本身并没有太大的影响，倒是这种"宁为玉碎，不为瓦全"的想法容易使减肥者大吃一顿来缓解自身的压力，甚至觉得沮丧、有罪恶感，不愿再继续减肥，导致减肥失败。好走极端的减肥者还习惯将食物分成两类：非好即坏。不是减肥食谱中的食物，吃了就容易发胖，就一口都不能吃。而只要是减肥食品，就多吃也无妨。结果他们总是在打听什么食品容易减肥或增肥，然后决定吃什么、不吃什么。其实，减肥只是限制食物的总热量，并没有严格限制食物的种类。如果一种有利于减肥的食物，您吃得很多，也会发胖；而对于容易增肥的食品，如果吃得很少或偶尔吃一次，就不必视为大敌。所以，减肥者不必因为一次偶然的放纵，就放弃前面的成果。也不要将目光只是集中在"吃什么"上，还应注意"吃多少"。

197. 减肥者应如何调节自己的情绪？

减肥者的心理情绪的稳定与否往往是减肥能否顺利进行的关键。很多肥胖者在减肥过程中会因为没有获得好的效果而自暴自弃，不再为减肥做任何努力。因此，减肥者需要调整好自己的心理和情绪，绝不轻言放弃。

首先，需要认识到减肥是一件非常正确的事情，它可以使您更加健美、更加健康、更加愉快。能够下决心减肥是件令人敬佩的事，能够长期坚持减肥的人更是值得敬佩。

其次，做到情绪稳定，持之以恒。减肥的方法有千万种，但都需要极大的恒心和毅力才能见效。为了让自己的情绪稳定，毅力永存，不妨这样做：①从减肥开始，可以每半个月固定时间用固定的方式称量体重，每次小小的进步都会让您尝到甜头，激励您继续下去，养成习惯。②如果减肥效果不显著，或者出现反复趋势，则是最令人头痛的事情，往往让人失去减肥的决心。此时千万不要急躁，要学会控制自己的情绪。可以试着反思自己的减肥方法是否适合，请教医生有何欠缺之处，总结过后再继续减肥，要坚信最终一定会成功的。

最后，不要将减肥看作一件使人受到约束的事情，要少想减肥过程的苦涩艰辛，多憧憬减肥后成功的喜悦。此外，绝不能看到减肥已经收效就放松自己，绝不给肥胖卷土重来的机会，必须将良好的生活习惯终生保持下去，巩固减肥的成果，争取更加美好的未来。

198. 面对减肥的挫折应该怎么办？

大多数减肥者都经历过减肥成功带来的欢乐的高峰，也经历过减肥失败或肥胖反弹带来的沮丧的低谷。大部分减肥失败者都曾在减肥期间吃高热量、过量食物，或者做过没有坚持必要的体育锻炼。其实，这并没有什么大不了的。问题不在于失误是否真的发生，而在于它们发生后，减肥者用什么样的态度去对待这种失败。如果认为反正减肥计划已经破坏殆尽了，结果自暴自弃，干脆彻底放弃减肥或等到下一次减肥时再说，就是非常错误的态度。面对减肥过程中的失误，您可以先停下来检查一下自己目前的状况，分析一下造成这种挫折的原因，考虑一下不坚持减肥对自己的危害，然后应该保持乐观的心态来对待这次失误，而无须过度自责。要告诉自己，一个失误并不能证明失败，这次失败完全可能就是下次成功的开始。接下来应当根据发生失误的原因来决定改正的方法，重新审视一下自己设定的减肥目标是否合理，避免设定过高或过于理想化的目标，这可能会增加压力和挫折感，可以将目标分解为一个个小目标，逐步实现，并在每实现一个小目标时为自己庆祝，奖励自己一些小礼物，让自己保持继续减肥的动力。之后重新调整食谱，继续不懈地坚持下去。如果有必要，可以向朋友、家人寻求帮助，他们支持的力量会帮您渡过难关。也可以寻找一个减肥伙伴，互相监督、互相激励、分享经验，共同走向成功。此外，您可以将失误的原因及自己改正的决心写在减肥日记中，或者制成卡片放在醒目之处，作为座右铭来提醒自己，这样有助于预防失误的再次发生。

199. 怎样才能拥有一个良好的减肥环境?

减肥是与"食欲"本能的战斗,如果单独一人去面对美食的诱惑,的确非常困难。因此当您减肥时,可以让您的家人或同事成为您的同盟。这样,当您想大吃大喝时,有人及时提醒、阻止;在交际应酬时,就不会有人勉强您喝酒或吃东西,而且有人在一旁敲敲边鼓,从而使您既可以轻松愉快地参加社交活动,又不会打乱减肥的计划。所以不要自己偷偷摸摸地减肥,一定要光明正大、乐在其中,接受身边人的帮助,才容易成功。良好的减肥环境是成功的保证。

此外,寻找一名与自己经历相似的减肥伙伴并肩战斗也是一个好办法。减肥伙伴可以使减肥过程更加愉快,不感到单调乏味。尤其是在运动锻炼过程中,更能够互相鼓励、互相监督、互相促进。如果减肥者已经选好了自己的减肥伙伴,就需要两个人能够有效地沟通,仔细讨论将要执行的计划。尽可能罗列出可能遇到的困难和解决的方法,以及两个人如何密切协作。在计划执行过程中,两人彼此关注对方,在饮食、运动上互相找出优、缺点,对症下药。在改正过程中,为取得的成绩互相鼓励,增加自信心;在发生困难时互相寻找原因,尽量改正;同时在控制不住食欲、放纵吃喝时及时制止。总之,有一个"善解人意"的伙伴,为减肥营造了良好的减肥环境,也为成功奠定了基础。

200. 减肥者每天睡多长时间合适?

很多肥胖者都有一种体会,越胖越喜欢睡觉,每天饭后就困,只想睡觉,什么事情都干不了。那么减肥者睡多少觉最合适呢?我们认为最佳的睡眠时间是 7~8 小时,睡眠不足可能会影响引起身体的内分泌失调,使代谢功能下降,影响减肥的效果,不利于减肥。推荐睡眠的规律为晚上 10 时睡觉，早上 6 时起床锻炼，中午不睡觉。道理是这样的：食物进入胃肠道后，在进食后 1~2 小时达到吸收高峰，4~5 小时才能完全排空。睡眠过程仅需要极低的能量，吃完就睡容易造成能量堆积，加重肥胖。午睡不仅使午餐的热能无法排出，容易致胖，而且多数人午睡后晚上有了精神，熬夜到很晚，恶性循环，最终身体虚胖、倦怠无力。另外，如果睡觉太晚，睡前将会有饥饿感，使自己又去吃东西，这样一方面破坏了饮食治疗计划，另一方面又会造成吃完就睡，而使能量转化为脂肪。如果能不睡午觉，到晚上 10 时再入睡，胃肠道中的食物基本上完全排空，既不会使热量储存起来，又不至于有饥饿感。因此，为了成功减肥，减肥者应严格安排作息时间，保证充足的睡眠，才能保证减肥达到最佳效果。当然，不睡午觉的建议并不是硬性规定的，有人习惯午餐后小睡片刻，对减肥也没有多大影响。总之，减肥者要做到晚间按时睡觉，把觉睡足，第二天及早起床，锻炼身体，这样才能达到减肥的目的。

201. 肥胖者如何选择服饰？

肥胖者常常为穿衣发愁。一方面是因为合体的衣服很难买到，市面上的成衣大部分是根据标准体形设计的，而且随着体重的增长，原有的衣服变紧身了，甚至系不上扣。另一方面是肥胖者穿衣服不太好看，本来身材就臃肿，再配上一件不合体的衣服就更加显胖了。下面我们提供一些穿着搭配方法，可以使您看起来苗条些。

第一，在花色选择上应选用竖条纹、中等大小花型、颜色较深的衣服，可以给人一种轮廓模糊的朦胧感觉。

第二，服装的样式采用垂直分割法，把胸围、腰围、臀围分割为几部分，利用装饰缝使人产生挺拔秀丽之感。

第三，遮住自己的缺点，如果胳膊胖就穿宽松袖子的衣服，如果腰上有赘肉就选择下摆蓬蓬的上衣而不是紧身的衣服，如果小腿粗尽量选择直筒裤而不要选择小脚裤。梨形身材的朋友穿衣时应该将较明亮的颜色放于上身，使人不注意您体形较差的下半身；可将手袋夹在手臂间，吸引别人的注意力在您的上半身；应避免选择打褶的或过短的裙子，尽量避开自己的缺点。

第四，夹克类上衣大小要合身，特别是袖圈部分。选择上衣时尽量选择 V 领衣服，V 领能延伸颈部线条，视觉上给人制造出一种纤瘦的效果，而且还能弱化肩宽线条，更能衬托出小脸。

第五，不要穿过于贴身的毛织服装，上衣切忌紧束于腰间。

第六，应选择线条简单的鞋。

第七，不宜穿戴对比颜色太鲜明的配件，如腰带、鞋。

总之，肥胖者选衣服尽管很难，但只要动点儿脑筋，多留意些，定会穿上满意的服装。

十二

肥胖的预防

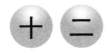

202. 什么时间是预防肥胖的最佳时机？

严格地说，肥胖的预防应该贯彻于人生的任何时期，甚至从婴幼儿时期就应予以预防。婴幼儿期是人体内脂肪细胞增生的活跃时期，也就是说这个时期脂肪细胞数目增长最快，而且这个时期结束时有多少脂肪细胞，基本决定了终生有多少脂肪细胞，之后想减少脂肪细胞的数目很困难。婴幼儿期摄入过量的食物，使热量摄入过多，脂肪细胞的数目会过多地增加，这不但会造成婴幼儿期的肥胖，还可能在酝酿着未来的肥胖。因此，预防肥胖必须从小做起。

最理想的肥胖预防方案应该从妊娠晚期开始，或者从出生时就开始注意，出生时为巨大儿（出生体重大于４千克者）更应当注意。相反，有些早产婴儿出生体重低于正常婴儿，年轻的父母更强调高营养，希望在短期使孩子的体重赶上甚至超过正常儿童，此时也应注意避免使孩子体重过重，以免矫枉过正。除了婴幼儿期因过度喂养容易引起肥胖，在人的漫长一生中还有几个容易发胖的时期应当引起高度重视，即青春期、夫妻新婚后、女性妊娠前后、中年期、更年期、健康恢复期以及戒烟期。激素作用、生活习惯的改变都会导致身体发胖，进入这些时期的人们都应当引起警惕，莫让肥胖过早地来到您身旁。如果能够重视这些容易发胖的时机，并根据每一时期的特点，采取适当的措施，注意饮食，合理运动，预防肥胖是完全可能的。

203. 儿童肥胖应该如何预防?

目前我国儿童的标准体重可以采用简单的公式计算:年龄×2+8 超过标准体重的 10% 为超重,超过 20% 以上者可以视为肥胖。肥胖儿童在现代家庭多见的原因常常是家长片面追求高营养造成营养过剩。殊不知,胖娃娃不等于壮娃娃。有的儿童胖起来了,但身体却越来越糟,感冒、哮喘、胃肠炎始终与之为伍。为了减少和预防儿童发胖,应注意以下几点。

(1)早预防。家长应认识到发胖对儿童的危害,了解肥胖相关的知识,并能运用了解的知识预防肥胖。

(2)培养良好的饮食习惯。肥胖有一定的遗传性,但是更多的是"遗传"父母不良的饮食习惯,这一点应引起家长的充分重视。适当限制高脂肪、高简单糖的食品,多吃蔬菜、水果,少吃零食,餐前餐后不喝甜饮料等,都应注意指导儿童做到。

(3)加强体育锻炼。许多肥胖儿童并不只是因为吃得多,还因为活动比其他儿童少。所以要减轻体重,增加运动消耗是重要的。应鼓励儿童多参加集体活动,多散步,尤其是游泳、打球等,这对于减轻和预防肥胖是非常有益的。加强锻炼时应充分利用儿童好奇心强和争强好胜的特点,选择适合儿童特点的运动项目,激发儿童的热情。家长应和儿童一同锻炼,并进行指导,使儿童持之以恒,养成习惯,是督促儿童锻炼身体的好方法。

(4)有节制地看电视及使用电脑、手机等电子设备。餐后看电视、玩电子游戏、玩手机、吃零食等不良习惯都是肥胖的原因,都容易导致儿童肥胖。

204. 青春期肥胖应该如何预防？

青春发育期间，人体新陈代谢旺盛，为满足身体发育的需要，生长所需要的营养量也增多。处于青春期的青少年食欲往往旺盛，但是如果进食过多，尤其是高热量的饮食摄入过多，活动又少，就可能造成入大于出，过剩的能量就会转化为脂肪，造成肥胖。尤其是女孩子，进入青春期后，由于内分泌激素的作用，女孩子从儿童时的活泼好动一下子变得文静、害羞，很少参加各种较剧烈的活动，再加上不少女孩子偏好热量很高的零食，就势必造成营养过剩，促使身体发胖。因此，预防青春期发胖的最重要之处在于加强体育锻炼，促进身体迅速生长、发育。在饮食上注意营养素的平衡搭配，多吃含优质蛋白质、维生素和矿物质丰富的食物，如鱼、禽、蛋、蔬菜、水果，少吃高热量、高脂肪、高糖食物，同时规律饮食，定时定量进餐，千万不要盲目使用饥饿疗法减肥，以免影响青春期正常生长发育。青春期儿童还应当积极学习生理卫生知识，了解身体发生的变化及应当注意的问题，积极主动地预防肥胖。

205. 妊娠期肥胖应该如何预防？

首先，需要适当限制脂肪的摄入，尤其在妊娠的最后 3 个月。其次，应当控制含糖食品的摄入。此外，应当做好体重的监测。一般来说，孕妇体重在妊娠前 3 个月增长 1.0～1.5 千克，以后每周以 300～400 克递增。如果发现自己的体重已远超过某一时期的标准，就要按照饮食原则积极调整饮食，并适当增加活动量，最好坚持每天饭后散步 1 小时左右。坚持体育锻炼对顺利分娩也有好处。

206. 产后肥胖应该如何预防？

有些身材苗条的女性，经过妊娠、分娩，逐渐发胖，失去了往日的风韵。究其原因，一方面是因为妊娠过程引起内分泌暂时紊乱，特别是脂肪代谢失去平衡。另一方面还是因为我国有传统的"坐月子"风俗，在产后1个月内，为了哺乳，让妈妈吃下大量的高脂肪、高蛋白质食品，使摄入的营养量远超过需要量，而极少的体力活动又使能量消耗大为降低，最终使机体脂肪细胞充盈。这两方面都是生育性肥胖的基础。那么产后应如何注意呢？产妇应该做到以下几点。

（1）合理膳食。产后应该保证营养摄入充分，但不要偏食鸡、鸭、鱼、肉、蛋，而应荤素食搭配，牛奶、蔬菜、水果、主食都要吃，少吃动物油、肥肉、动物内脏及甜食。

（2）早期活动。身体健康、无会阴撕裂的产妇，产后24小时即可下床活动，一周后可以适当运动，比如每日饭后坚持散步、做产后瑜伽、做产后保健操等，可以促进新陈代谢及脂肪分解，消耗体内多余的能量，使自己不致发胖。产后一周可以开始在床上锻炼腹肌和腰肌，这对减少腹部、臀部的脂肪有明显效果，但是要避免剧烈运动，否则可能会出现阴道出血的情况，不利于身体恢复。

（3）母乳喂养。哺乳可以加速乳汁分泌，对婴幼儿大有好处。有研究表明，母乳喂养婴儿可能会预防婴幼儿肥胖。母乳喂养还能促进母体新陈代谢和营养循环，将身体组织中多余的营养成分运送出来，减少脂肪在体内的堆积，有利于产妇减肥。

（4）保持良好的心情。焦虑、烦躁、忧愁、愤怒等不良情绪会使女性内分泌系统功能失调，影响体内新陈代谢的进行，造成肥胖等问题。而好的情绪能使体内各系统的生理功能保持正常运行，对预防肥胖能起一定作用。

207. 中年肥胖应该如何预防？

人到中年，社会生活相对稳定，很多人希望能够好好享受一下生活，但随之而来的往往是活动过少，饮食不当，使肥胖的发生率越来越高。预防此期肥胖应注意以下四个方面。

（1）适当运动。对多数变胖的中年人来说，活动少的问题比吃得多的问题更加突出。所以，中年人应经常参加必要的体力活动和体育锻炼，养成良好的生活习惯。特别是脑力劳动者，更应当参加打球、骑自行车、游泳等锻炼，只要能够使身体发热出汗，能够活动全身肌肉，使人稍感疲劳的活动都是可以的。

（2）合理少食。应科学地安排饮食，多吃含丰富维生素、矿物质及膳食纤维的蔬菜、粗粮；少吃肉类特别是肥肉，可多食用豆制品、鱼类、禽类；适量喝茶，减少吃盐；少吃糖类，减少零食；合理安排每日三餐，定时定量进餐，"早餐吃饱，午餐吃好，晚餐吃少"。对年轻时食量很大的人来说，随着年龄的增长逐渐减少饮食量至关重要。

（3）心理调整。不惑之年的人们既处于事业上的黄金阶段，又处于身体开始走下坡路的阶段，在这一阶段做好心理调节，保持心情舒畅愉快，有利于健康长寿，降低肥胖发生的概率。

（4）改变原有的不良习惯。贪食、吃零食、熬夜、吸烟、酗酒等都是减肥的大忌，及时纠正能够起到事半功倍的作用。

208. 更年期肥胖应该如何预防？

更年期是人生旅程中的一个特殊时期。在这个时期，人们生理和心理上会发生很大变化，成为多种疾病的高发时期。一般来说，女性更年期多在 45～55 岁，男性多在 50～60 岁，这是中年向老年过渡的时期，也是人最容易发胖的时期。人到更年期，卵巢、睾丸功能逐渐衰退，而指挥它们正常工作的脑垂体却大量分泌促性腺激素，从而扰乱了体内激素的平衡，影响营养物质的代谢而容易发生肥胖。预防此期肥胖应注意以下几点。

（1）调整心态，做到心理平衡，顺利渡过更年期。很多人在更年期情绪波动很大，容易消极、抑郁，也容易急躁、易怒，有些人就以吃喝来对付这种情绪上的变化而导致肥胖。这就需要充分认识到更年期是人生的必然阶段，应多学习更年期保健知识，消除思想顾虑，稳定情绪，注意劳逸结合。合理安排生活节律，早日将生物钟调节到新的平衡状态，顺利地渡过更年期。

（2）适当进行体育锻炼。这对调整和维持生理功能的平衡有良好作用，也是避免肥胖的最有效办法。锻炼方式应因人而异，有条件的可以打球、游泳，不方便的可选择打拳、散步、做操等。应根据自己的爱好和原有的运动基础来选择适合自己的运动项目，根据身体健康状况选择适宜的运动强度和运动量。

（3）注意合理饮食。应做到饭菜不单调，吃饭不偏食；食物要合理搭配，保证营养均衡；节制晚餐，只吃 7 分饱；绝不暴饮暴食。

（4）保证休息。保证充足的睡眠时间，早睡早起，不要熬夜，这样有利于稳定体内激素水平，有助于减重，也能预防肥胖。

209. 预防肥胖应注意什么？

俗话说："衣带变长，寿命缩短。"据临床试验观察，动脉粥样硬化、高血压、冠心病、糖尿病等大都是在肥胖的基础上发生的。因此，肥胖已经不仅仅是有碍美观的问题，而是会严重影响身体的健康甚至缩短寿命的严重问题。肥胖一旦发生，再想校正就比较困难，因此，预防肥胖是非常重要的。一般来说，预防肥胖需要从以下几点做起。

（1）提高对健康的认识，掌握发胖相关的知识：充分认识肥胖对人体的危害，彻底改变"胖是福气，肥能长寿"的错误观念，了解人在婴幼儿期、青春期、妊娠前后、更年期、老年期容易发胖的知识及预防方法。

（2）饮食平衡合理：采用合理的饮食方法，遵照中国居民平衡膳食宝塔科学安排每日饮食，尽量做到定时定量进餐，少食肥甘厚味、多素食、少零食，建立良好的饮食习惯。

（3）加强运动锻炼：经常参加慢跑、爬山、打球等户外活动，既能增强体质，使形体健美，又能预防肥胖。

（4）生活规律：为了预防肥胖，养成良好的生活习惯是很有必要的。每日睡眠过多，懒于运动，热量消耗少，也会造成肥胖。因此，不同年龄的人应安排和调整好自己的睡眠时间，既要满足生理需要，又不能睡眠太多，养成良好的作息规律。

（5）保持心情舒畅：良好的情绪能使体内各系统的生理功能保持正常运行，对预防肥胖能起一定作用。反之，总是寡言少欢、情绪抑郁，会使生理功能紊乱，代谢减慢，加上运动量少，就易造成脂肪堆积，发生肥胖。

参 考 文 献

［1］于健春，于康，朱慧娟，等. 肥胖症多学科综合治疗218个怎么办 ［M］. 北京：中国协和医科大学出版社，2012.

［2］李春生. 现代肥胖病学 ［M］. 2版. 北京：科学技术文献出版社，2019.

［3］赵进军，陈育尧，佟丽. 肥胖症的中药治疗 ［J］. 现代康复，2001（17）：18-20.

附录 A

我国人群身高、体重统计

表 A-1　我国城市、郊区儿童身高、体重测量值

年龄	身长/cm				体重/kg			
	男		女		男		女	
	城市	郊区	城市	郊区	城市	郊区	城市	郊区
初生	50.6	50.2	50.0	49.1	3.27	3.22	3.17	3.15
1 月~2 月（不含）	50.5	56.1	55.5	55.0	4.97	4.92	4.64	4.35
2 月~3 月（不含）	59.6	58.8	58.4	57.7	5.95	5.79	5.49	5.37
3 月~4 月（不含）	62.3	61.5	60.9	60.1	6.73	6.49	6.23	6.01
4 月~5 月（不含）	64.4	63.3	62.9	61.9	7.32	7.01	6.69	6.45
5 月~6 月（不含）	65.9	65.0	64.4	63.6	7.70	7.41	7.19	6.87
6 月~8 月（不含）	68.1	66.8	66.7	65.4	8.22	7.79	7.62	7.24
8 月~10 月（不含）	70.6	69.1	69.0	67.7	8.71	8.19	8.14	7.67
10 月~12 月（不含）	72.9	71.3	71.4	69.7	9.14	8.59	8.57	7.93
12 月~15 月（不含）	75.6	73.7	74.1	72.3	9.66	8.97	9.04	8.43
15 月~18 月（不含）	78.3	76.2	76.9	74.7	10.15	9.45	9.54	8.90
18 月~21 月（不含）	80.7	78.3	79.4	76.7	10.67	9.96	10.08	9.37
21 月~24 月（不含）	83.0	80.8	81.7	78.9	11.18	10.36	10.56	9.94
24 月~2 岁半（不含）	86.5	83.6	85.3	82.2	11.95	11.28	11.37	10.66
2 岁半~3 岁（不含）	90.4	87.3	89.3	85.9	12.84	12.27	12.28	11.67
3 岁~3 岁半（不含）	93.8	90.5	92.8	89.2	13.63	13.11	13.16	12.48
3 岁半~4 岁（不含）	97.2	93.4	96.3	92.4	14.45	13.36	14.00	13.31
4 岁~4 岁半（不含）	100.8	97.1	100.1	95.9	15.26	14.61	14.89	14.15

续　表

年龄	身长/cm				体重/kg			
	男		女		男		女	
	城市	郊区	城市	郊区	城市	郊区	城市	郊区
4 岁半~5 岁（不含）	103.9	99.7	103.1	98.7	16.07	15.29	15.63	14.77
5 岁~5 岁半（不含）	107.2	103.9	106.5	102.0	16.88	16.08	16.46	15.56
5 岁半~6 岁半（不含）	110.1	105.7	109.2	105.0	17.65	16.81	17.18	16.20
6 岁半~7 岁	114.7	109.8	113.9	109.0	19.25	18.11	18.67	17.53

表 A-2　青春前期及青春早期儿童身高、标准体重表*

身高/cm	体重/kg	身高/cm	体重/kg	身高/cm	体重/kg
107	15.9~19.5	129	23.9~29.2	151	37.3~45.5
108	16.1~19.7	130	24.3~29.7	152	38.1~46.5
109		131		153	
110		132		154	
111		133		155	
112		134		156	
113		135		157	
114		136		158	
115		137		159	
116	18.6~22.7	138	28.7~35.1	160	43.8~53.6
117	19.0~23.2	139	29.3~35.8	161	44.6~54.5
118	19.3~23.6	140	29.7~36.3	162	45.4~55.4
119	19.7~24.1	141	30.3~37.0	163	46.1~56.1
120		142		164	
121		143		165	
122		144		166	
123		145		167	
124		146		168	
125		147		169	
126		148		170	
127		149		171	
128	23.4~28.6	150	36.4~44.4	172	53.5~65.3

注：　*男 7~14 岁、女 7~12 岁用。

表 A-3　我国正常男子标准体重表

身高/cm	15~19岁/kg	20~24岁/kg	25~29岁/kg	30~34岁/kg	35~39岁/kg	40~44岁/kg	45~49岁/kg	50~60岁/kg
153	46.5	48.0	49.1	50.3	51.1	52.0	52.4	52.4
154	46.8	48.5	49.6	50.7	51.5	52.6	52.9	52.9
155	47.3	49.0	50.1	51.2	52.0	53.2	53.4	53.4
156	47.7	49.5	50.7	51.7	52.5	53.6	53.9	53.9
157	48.2	50.0	51.3	52.1	52.8	54.1	54.5	54.5
158	48.8	50.5	51.8	52.6	53.3	54.7	55.0	55.0
159	49.4	51.0	52.3	53.1	53.9	55.4	55.7	55.7
160	50.0	51.5	52.8	53.6	54.5	55.9	56.3	56.3
161	50.5	52.1	53.3	54.3	55.2	56.6	57.0	57.0
162	51.0	52.7	53.9	54.9	55.9	57.3	57.7	57.7
163	51.7	53.3	54.5	55.5	56.6	58.0	58.5	58.5
164	52.3	53.9	55.0	56.3	57.4	58.7	59.2	59.2
165	53.0	54.5	55.6	56.9	58.1	59.4	60.0	60.0
166	53.6	55.2	56.3	57.6	58.8	60.2	60.7	60.7
167	54.1	55.9	56.9	58.4	59.5	60.9	61.5	61.5
168	54.6	56.6	57.6	59.1	60.3	61.7	62.3	62.3
169	55.4	57.3	58.4	59.8	61.0	62.6	63.1	63.1
170	56.2	58.1	59.1	60.5	61.8	63.4	63.8	93.8
171	56.8	58.8	59.9	61.3	62.5	64.1	64.6	64.6
172	57.6	59.5	60.6	62.0	63.3	65.0	65.4	65.4
173	58.2	60.2	61.3	62.8	64.1	65.9	66.3	66.3
174	58.9	60.9	62.1	63.6	65.0	66.8	67.3	67.4
175	59.5	61.7	62.9	64.5	65.9	67.7	68.4	68.4
176	60.5	62.5	63.7	65.4	66.8	68.6	69.4	69.5
177	61.4	63.3	64.6	66.5	67.7	69.5	70.4	70.5
178	62.2	64.1	65.5	67.5	68.6	70.4	71.4	71.5
179	63.1	64.9	66.4	68.4	69.7	71.3	72.3	72.6
180	64.0	65.7	67.5	69.5	70.9	72.3	73.5	73.8
181	65.0	66.6	68.4	70.4	71.8	73.2	74.4	74.7
182	65.7	67.5	69.4	71.7	73.0	74.5	75.9	76.2
183	66.5	68.3	70.4	72.7	74.0	75.2	77.1	77.4

表 A-4　我国正常女子标准体重表

身高/cm	15～19岁/kg	20～24岁/kg	25～29岁/kg	30～34岁/kg	35～39岁/kg	40～44岁/kg	45～49岁/kg	50～60岁/kg
153	44.0	45.5	46.6	47.8	48.6	49.5	49.9	49.9
154	44.3	46.0	47.1	48.2	49.0	50.1	50.4	50.4
155	44.8	46.5	47.6	48.7	49.5	50.7	50.9	50.9
156	45.2	47.0	48.2	49.2	50.0	51.1	51.4	51.4
157	45.7	47.5	48.8	49.6	50.3	51.6	52.0	52.0
158	46.3	48.0	49.3	50.1	50.8	52.3	52.5	52.5
159	46.9	48.5	49.8	50.6	51.4	52.9	53.2	53.2
160	47.5	49.0	50.3	51.1	52.0	53.4	53.8	53.8
161	48.0	49.6	50.8	51.8	52.7	54.1	54.5	54.5
162	48.5	50.2	51.4	52.4	53.4	54.8	55.2	55.2
163	49.2	50.8	52.0	53.0	54.1	55.5	56.0	56.0
164	49.8	51.4	52.5	53.8	54.9	56.2	56.7	56.7
165	50.5	52.0	53.1	54.4	55.6	56.9	57.5	57.5
166	51.1	52.7	53.8	55.1	56.3	57.7	58.2	58.2
167	51.6	53.4	54.4	55.9	57.0	58.4	59.0	59.0
168	52.1	54.1	55.5	55.6	57.8	59.2	59.8	59.8
169	52.9	54.8	55.9	57.3	58.5	60.1	60.6	60.6
170	53.7	55.6	56.6	58.0	59.3	60.9	61.3	61.3
171	54.3	56.3	57.4	58.8	60.0	61.6	62.1	62.1
172	55.1	57.0	58.1	59.5	60.8	62.5	62.9	62.9
173	55.7	57.7	58.8	60.3	61.1	63.4	63.8	63.8
174	56.4	58.4	59.6	61.1	62.5	64.3	64.8	64.8
175	57.0	59.2	60.4	62.0	63.4	65.2	65.9	65.9
176	58.0	60.0	61.2	62.9	64.3	66.1	66.9	67.0
177	58.9	60.8	62.1	64.0	65.2	67.0	67.9	68.0
178	59.7	61.6	63.0	65.0	66.1	67.9	68.9	69.0
179	60.6	62.4	63.9	65.9	67.2	68.8	70.9	70.1
180	61.5	63.2	65.0	67.0	68.4	69.8	71.0	71.3
181	62.5	64.1	65.9	67.9	69.3	70.7	71.9	72.5
182	63.2	65.0	66.9	69.2	70.5	72.0	73.4	73.7
183	64.0	65.8	67.9	70.2	71.5	72.7	74.6	74.9